肿瘤防治科普丛书

肝胆胰肿瘤

主 编
邓和军

副主编
张 毅

人民卫生出版社

图书在版编目（CIP）数据

肝胆胰肿瘤 / 重庆市肿瘤医院，重庆大学附属肿瘤医院
组织编写 . —北京：人民卫生出版社，2018
（肿瘤防治科普丛书）
ISBN 978-7-117-26529-4

Ⅰ . ①肝… Ⅱ . ①重…②重… Ⅲ . ①肝脏肿瘤 – 防治
②胆囊 – 肿瘤 – 防治③胰腺肿瘤 – 防治 Ⅳ . ①R735

中国版本图书馆 CIP 数据核字（2018）第 070516 号

人卫智网	www.ipmph.com	医学教育、学术、考试、健康，
		购书智慧智能综合服务平台
人卫官网	www.pmph.com	人卫官方资讯发布平台

肿瘤防治科普丛书：肝胆胰肿瘤

组织编写：重庆市肿瘤医院　重庆大学附属肿瘤医院
出版发行：人民卫生出版社（中继线 010-59780011）
地　　址：北京市朝阳区潘家园南里 19 号
邮　　编：100021
E - mail：pmph @ pmph.com
购书热线：010-59787592　010-59787584　010-65264830
印　　刷：三河市潮河印业有限公司
经　　销：新华书店
开　　本：889×1194　1/32　　**印张**：5
字　　数：139 千字
版　　次：2018 年 5 月第 1 版　2019 年 3 月第 1 版第 2 次印刷
标准书号：ISBN 978-7-117-26529-4/R·26530
定　　价：25.00 元

丛书编委会
（排名不分先后）

名誉主编

于金明

主编

吴永忠　周　琦　王　颖　郑晓东

副主编

周　宏　汪　波　张　维　王东林　陈伟庆

秘书

袁维春　戴　羽　黄渐青　陈　霞　唐　利

编委

吴永忠　周　琦　周　宏　汪　波　张　维
王　颖　郑晓东　王东林　辇伟奇　王　维
张海燕　蔡　润　周晓红　江跃全　邓和军
刘　南　孙　浩　陈伟庆　曾晓华　项　颖
王　全　王胜强　王　冬

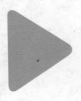

《肝胆胰肿瘤》编委会成员
（排名不分先后）

主　编
邓和军

副主编
张　毅

编　委
邓和军　张　毅　张艳林　张杰锋　罗鲜樟
沈　艾　王　瑜　曾建挺　罗小军　张　希

序言一

众所周知，恶性肿瘤已成为威胁人类生命和健康的首要敌人。不论城市还是农村，肿瘤都是中国居民的主要死亡原因。肿瘤防治是生命科学研究领域的难题。全球癌症报告显示：2012 年，中国新增 307 万癌症患者并造成约 220 万人死亡，分别占全球总量的 21.9% 和26.8%；中国肿瘤发病率以每年大约 3% 的速度递增，中国新增和死亡病例世界第一。由于人们对肿瘤预防认知不足，缺乏癌症筛查和早诊早治的意识，就诊普遍偏晚，导致中国癌症死亡率高于全球平均水平。

习近平总书记在全国卫生与健康大会上指出，没有全民健康，就没有全面小康，要把人民健康放在优先发展的战略地位，加快推进健康中国建设。基于我国肿瘤防治严峻形势，可以说，健康中国，肿瘤先行，科普优先。肿瘤防治科学知识的普及，对于提高全民防癌意识，正确认识肿瘤筛查，科学理解肿瘤诊治，降低肿瘤发病率，提高治愈率，节约社会卫生资源，提升我国健康水平，具有极其重要的意义。

近年来，国内肿瘤防治工作者已编写了多本肿瘤防治科普书籍，从不同角度与层面介绍肿瘤防治相关科普知识，但瘤种全覆盖的成套肿瘤防治科普丛书尚缺乏。吴永忠教授团队长期从事肿瘤防治工作，具有丰富的经验，创新性地在重庆构建了"一网一链"肿瘤防治体系。本丛书的编写顺应国家重视科普，大力向全社会推广医学科普知识的要求，以系统介绍肿瘤防治"一链"科普知识，即围绕肿瘤的认识预防、早期筛查、规范诊疗、康复管理为一体的完整诊疗服务链为鲜明特色，科学实用地介绍有关防癌抗癌的科普知识。

该丛书以一问一答的形式，通过通俗易懂的语言，生动形象的插图，站在患者角度介绍临床实际中的常见问题，力图将肿瘤医学专业知识变为普通民众易懂易记的常识。相信该丛书将对提高患者及家属对肿瘤总体认识、增强全民防癌抗癌知识起到重要的推进作用。期盼该丛书能够早日出版发行！

中国工程院院士

于金明

2018 年 2 月

序言二

作为全国癌症防治协作网络成员单位、区域性肿瘤防治中心的重庆市肿瘤医院长期肩负恶性肿瘤防治任务，已经形成融科普宣教、早期筛查、规范诊疗、康复管理为一体的肿瘤完整诊疗服务链。

近年来，我国恶性肿瘤死亡率呈明显上升趋势，已成为城乡居民的第一位死因，严重影响人民群众健康及生命安全。对于恶性肿瘤来说，预防胜于治疗。因此，加强肿瘤预防的科普教育刻不容缓，也是重庆市肿瘤医院为提高大众的肿瘤预防科普知识、提高综合医疗服务质量以及提高国民生活素质应尽的责任！

为此，重庆市肿瘤医院组织全院专家编写本套《肿瘤防治科普丛书》，普及防癌知识和科学理念，引导公众关注癌症和癌症患者；正确认识癌症的成因、预防和治疗，消除癌症认识误区；推广科学规范的诊疗模式，切实提高癌症防治水平；帮助癌症患者及其家属树立正确认识癌症的观念和战胜癌症的信心，提高患者生命质量！

重庆市肿瘤医院 重庆大学附属肿瘤医院 院长
中国抗癌协会肿瘤放射治疗专业委员会副主任委员
重庆市医学会肿瘤专委会主任委员
吴永忠
2018 年 3 月

前言

　　恶性肿瘤是严重威胁人类健康的主要疾病，大部分恶性肿瘤的发病率呈现逐年上升的趋势。肝癌是全球十大恶性肿瘤之一，发病率位居第五，死亡率位居第3。胆囊癌、胆管癌及胰腺癌虽然发病率低，但早期发现困难，有症状的胆囊癌、胆管癌、胰腺癌大多为中晚期，大多失去手术治疗机会，总体疗效较差。为了普及这类恶性肿瘤的防控知识，减少这类恶性肿瘤的发生，早期发现、早期治疗以提高其疗效，我们综合文献资料，结合多年来的研究及临床经验编写了此本科普书，以飨读者。

　　人们面对各种癌症大多心存恐惧，不知所措，而很少去思考如何预防癌症、早期发现癌症，正确选择治疗方法。其实，大部分癌症有明确的发病原因，远离这些发病相关因素就有可能避免癌症的发生。此外，约有30%的癌症经过科学、规范的治疗是可以治愈的。本书重点介绍了肝癌、胆囊癌、胆管癌及胰腺癌的发病相关因素、预防、早期发现、早期治疗及目前主要的治疗方法，旨在普及这类恶性肿瘤的预防及了解与如何正确选择适宜的治疗方法的知识，以降低这类恶性肿瘤的发病率，增强这类恶性肿瘤患者对医生、治疗的依从性，协助医生提高治疗效果。

　　作者从事肝胆胰肿瘤研究与临床工作30余年，在肝癌、胰腺癌、胆囊癌、胆管癌的预防、诊断、治疗上积累了较丰富的经验。在本书中，作者以简洁的文字，通俗的语言，图文并茂的形式，将有关肝胆胰肿瘤的防控知识与个人的临床经验呈现给读者，希望能对读者有所裨益。

郑和军

2018 年 2 月

重庆市肿瘤医院
重庆大学附属肿瘤医院

重庆市肿瘤医院、重庆大学附属肿瘤医院、重庆市肿瘤研究所、重庆市癌症中心是集医疗、教学、科研、预防、康复为一体的国家三级甲等肿瘤专科医院，牵头重庆市肿瘤防治、科普宣传、技术研究和区域肿瘤专科人才培训；是国家肿瘤药物临床试验机构、重庆市肿瘤临床医学研究中心、重庆市肿瘤医疗质量控制中心、重庆市肿瘤放射治疗质量控制中心；是重庆市肿瘤防治办公室挂靠单位；是重庆市肿瘤防治科普基地和重庆市健康促进医院。

医院编制床位 1480 张，开放床位 1800 张，设有临床和医技科室 31 个，其中国家级重点专科 1 个、省级重点学科 4 个、省级临床重点专科 7 个、省级临床诊疗中心 3 个。医院年诊治病人 50 万余人次，住院病员 5.5 万余人次，外埠比例达 22%，病员来源实现了全国所有省市区全覆盖。医院专业技术人员占 90% 以上，其中高级专业技术人员 196 人，其中博士 106 人，硕士 328 人，博士硕士研究生导师 35 人，重庆市学术学科带头人 3 人，后备学术学科带头人 4 人，国务院政府津贴专家 9 人，重庆市有突出贡献的中青年专家 4 人。

医院拥有国家临床药物试验机构、国家博士后科研工作站、市级重点实验室、市级临床医学研究中心、市级专家工作室、市级协同创新中心、市级院士专家工作站、市级众创空间、重庆市肿瘤精准医学转化创新创业团队等国家级省部级研究平台 10 个；拥有国家级住院医师规范化培训基地、国家博士后科研工作站、重庆大学研究生联合培养点、广西医科大学研究生培养基地、重庆医科大学硕士联合培养点、重庆市护士规范化培训基地、重庆市肿瘤专科护士培训基地等教学平台 7 个。

按照重庆市战略定位及卫生区域规划，医院秉承"敬业、诚信、求实、创新"的院训与"向善向上、尚德尚学"的核心文化，积极构建以重庆市肿瘤医院牵头的"1515"区域肿瘤防治网，网内同质化建立肿瘤登记、科普宣教、早期筛查、规范诊疗、康复管理为一体的肿瘤完整诊疗服务链，形成"一网一链"区域肿瘤防治体系，引导人民群众正确认识肿瘤的防诊治，不断创新理念与革新技术，提高医疗服务品质，努力建成国家肿瘤区域医疗中心，为人民群众提供全方位全周期健康服务。

目 录

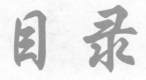

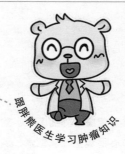

跟胖熊医生学习肿瘤知识

 1 原发性肝癌

肝癌的康复管理

认识纤维板层型肝癌

2 转移性肝癌和其他肝脏肿瘤

认识转移性肝癌

肿瘤防治科普丛书——肝胆胰肿瘤

3 胆囊癌和胆管癌

4 胰腺肿瘤

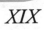

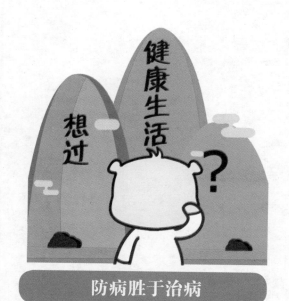

1

原发性肝癌

肝脏的肿瘤有良性和恶性之分，恶性肿瘤就是老百姓熟悉的肝癌。

肝癌是发生在肝脏的恶性肿瘤。如果肿瘤本身来源于癌变的肝脏的组织细胞，称为原发性肝癌；如果是其他部位的恶性肿瘤，通过血液、淋巴等途径撒播到肝脏，称为转移性肝癌。

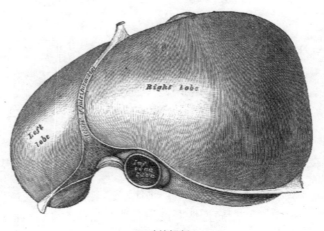

肝脏的解剖

原发性肝癌的危险因素

在我们的日常生活中，一些不好的生活习惯和慢性疾病是原发性肝癌发生的危险因素。如果你有这些不好的生活习惯，应尽快摒弃，养成良好的生活方式。

◎ **什么是原发性肝癌?**

原发性肝癌是指发生于肝脏肝细胞或胆管细胞的恶性肿瘤的总称。发生于肝细胞的肝癌最为常见，占所有肝癌的 90%，这种肝癌又叫肝细胞肝癌；发生于肝内胆管细胞的肝癌称之为胆管细胞型肝癌，占所有肝癌的 5% 左右；有一种肝癌既有肝细胞肝癌成分，又有胆管细胞型肝癌成分，我们称这类肝癌为混合型肝癌，占所有肝癌的 5% 左右。

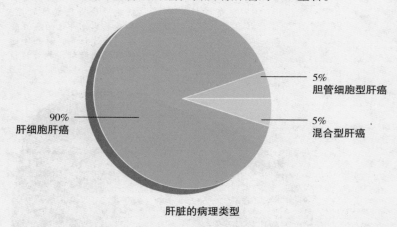

5%
胆管细胞型肝癌

90%
肝细胞肝癌

5%
混合型肝癌

肝脏的病理类型

◎ **什么是乙型病毒性肝炎相关性肝癌?**

医学上，将伴有乙型病毒性肝炎的肝癌称为乙型病毒性肝炎相关性肝癌。乙型病毒性肝炎是引起肝癌的主要原因之一，患有乙肝的患者一生中患肝癌的风险明显大于普通人群。过度劳累、长期饮酒及经常熬夜会增加乙肝患者患肝癌的风险。

　　乙型病毒性肝炎大多为隐性感染，不易察觉和重视，部分乙肝患者直到因为患了肝癌后到医院检查才发现自己患有乙肝。从乙肝到肝癌一般要经历慢性乙肝病毒感染→肝炎→肝硬化一个比较漫长的过程，但也有部分肝癌可以发生在慢性肝炎这个阶段。

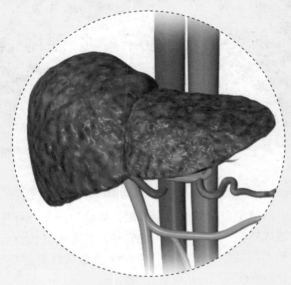

肝硬化

◉ 丙型病毒性肝炎会引起肝癌吗？

　　丙型肝炎是由丙型肝炎病毒引起的肝炎，是肝癌的罪魁祸首之一。丙型肝炎大多为隐匿起病，不易被发觉。如在急性期没有及时、有效治疗，极易转化为慢性丙型肝炎，大部分慢性丙肝患者会发展为肝硬化，最终发展为肝癌。

丙肝病毒主要通过血液途径、注射吸毒、性接触、母婴传播等方式传播。近年来，丙肝的发病率逐年增加，丙肝在病毒性肝炎中所占的比例越来越高，部分丙肝可以和乙肝同时发生在同一个个体中，因此，丙肝所致的肝癌也日趋增多，值得重视。

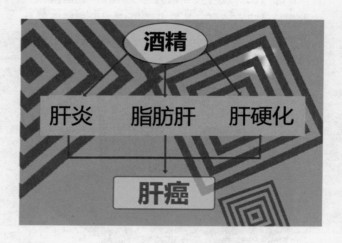

◎ 饮酒和肝癌发生有关吗？

酒精主要在肝脏部位代谢，适量饮酒不会对身体造成影响。酒精本身是致癌物，长期大量饮酒会导致酒精性脂肪肝、酒精性肝炎及酒精性肝硬化。部分酒精性肝硬化最终转变为肝癌。

患有乙肝、丙肝的患者饮酒会加重肝脏损伤，增加患肝癌的风险。

◎ 肝癌会遗传吗？

肝癌不是遗传性疾病。但是，人体内有肝癌易感基因存在，肝癌易感基因可以在家族内遗传，带有肝癌易感基因的人群患肝癌的几率明显比普通人群高。

肝癌家族是怎么回事？

肝癌家族是指在家族中同一代或几代中同时或先后有两个及以上的家族成员患肝癌。造成肝癌家族的原因有：

- 肝癌易感基因在家族内的遗传；
- 病毒性肝炎（乙肝、丙肝）在家族内传播；
- 共同的不良生活环境和生活习惯。

霉变、腌制食物和肝癌发生有关吗？

霉变食物中含有黄曲霉素 B，大量研究证实黄曲霉素 B 可以引起肝癌。因此，长期食用霉变食物会增加患肝癌的风险。

腌制食品如腌菜、腊肉、香肠等含有亚硝胺类化学致癌物，长期食用会增加患肝癌的风险。

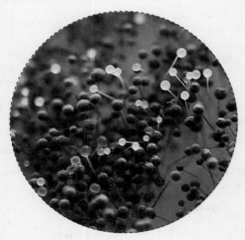

番茄上生长的曲霉

重视原发性肝癌高危人群

在我们周围，有些人由于身患慢性肝病，特别是慢性乙型肝炎或有很多不良的生活习惯，例如酗酒，因为节约，长期食用霉变变质食物等，他们发生原发性肝癌的风险高于普通人群。

◎ 肝癌的易感人群是怎么回事？

肝癌的易感人群是指罹患肝癌的几率比普通人群大得多的一类人。主要包括：

- 乙肝丙肝患者；
- 长期大量饮酒者；
- 肝硬化患者（肝炎后肝硬化、酒精性肝硬化）；
- 有肝癌家族史者。

大部分肝癌发生于肝癌易感人群中，因此，这类人群必须高度警惕。

◎ 小肝癌是怎么回事？

肝癌根据其肿瘤的大小，可以分为大肝癌、小肝癌。通常将单个肿块直径小于 3cm 的叫做小肝癌，单个肿块直径大于 5cm 的叫做大肝癌。

一般小肝癌病期较早，发生肝内血管侵犯、肝脏周围淋巴结转移及肝脏外转移的几率较小，经过手术切除、肝脏移植或消融治疗治愈几率较大。但小肝癌患者常常无自觉症状，或只有乏力、不明原因消瘦、厌食等非特异性症状，不易于引起重视，自然不易于早期发现。

因此，临床上确诊的小肝癌大多为体检发现或因为其他疾病检查肝脏时被意外发现。

◎ 肝癌可以预防吗？

肝癌的发生有明确的相关因素，因此，预防肝癌是完全可行的。具体的预防措施如下：

● 减少乙肝和丙肝病毒的传播

减少乙肝、丙肝病毒的传播。普及接种乙肝疫苗、戒毒、和乙肝/丙肝患者性生活时使用安全套、避免和乙肝/丙肝患者共用指甲刀和剃须刀、使用正规合法的输血制品及加强医疗机构器械消毒和院感控制，可以有效减少乙肝、丙肝的传播。

● 正规治疗乙肝和丙肝病毒性肝炎

已经患有乙肝、丙肝的患者应该及时就医，进行科学治疗，以减少乙肝、丙肝所引起的肝硬化。乙肝、丙肝患者应该注意劳逸结合、戒酒、保证充足睡眠及定期检查监测肝脏的功能及形态变化。

● 戒酒

长期大量饮酒可能导致酒精性肝炎、酒精性肝硬化，而部分酒精性肝硬化最终会发展为肝癌。

● 选择健康食材

不食用霉变食物、减少腌制熏烤食品的食用量。因为霉变食物（霉变花生）中含有较多能引发肝癌的黄曲霉素 B，腌制熏烤食物中含有亚硝酸盐类致癌物。

● 良好的生活习惯

适当体育锻炼、均衡饮食、保持良好心态、避免过度劳累及保持良好的生活工作节律以增强体质、免疫力，从而降低肝癌的发生。

警惕肝癌的早期症状

很多原发性肝癌的患者早期并无症状，不过仔细询问病史，在他们就诊前，身体其实已经长期出现了一些不适，要警惕这些癌症的症状，以便早期发现。

◎ 肝癌有哪些症状？

肝癌在不同病期的症状可能不一样。早期肝癌或小肝癌可以无任何不适感，或只有乏力、消瘦、厌食等非特异性症状，难以引起患者重视。

中、晚期肝癌大多表现为肝区疼痛，多为持续隐痛、胀痛，逐渐加重，也可伴有右侧腰背部、肩胛部位疼痛，活动或饮酒可以诱发疼痛或加重疼痛。部分患者可以自己扪及右侧上腹部或中上腹部肿块，

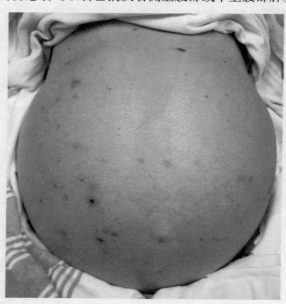

大量腹水引起的腹部膨隆，不要误认为腹部肥胖

且肿块会逐渐长大，可以伴有肿块疼痛。

晚期肝癌的常见症状腹胀、下肢水肿、皮肤巩膜发黄及消瘦，如患者出现这些症状，往往预示着病期已晚，必须高度重视。

◎ 肝癌会引起消化道出血吗？

当肝癌进展到一定阶段，部分患者会发生消化道出血，表现为呕吐鲜血、大便带血、乏力、心慌、呼吸困难，如出血速度快、出血量大，在短时间内即可导致死亡。

肝癌引起消化道出血的主要机理有：

①大部分肝癌患者发生于肝硬化疾病基础上，往往伴有供应肝脏血流的门静脉压力升高，导致胃底部及食道下段壁上的静脉曲张、扩张，这种曲张、扩张的静脉壁非常薄，可以发生自发破裂，也可在腹腔压力突然增大时，发生破裂出血；

②肝癌侵犯肝脏内的肝脏静脉及门静脉，引起血管堵塞，增加门静脉压力，最终导致消化道出血；

③中晚期肝癌患者肝功能、凝血功能往往很差，易于发生消化道自发性出血。

◎ 肝癌会转移吗？

肝癌与其他恶性肿瘤一样，具有向肿瘤周围侵犯及肝内外转移的特性。肝脏内富含血管，因此，肝癌细胞易于侵犯肝内血管，经过血管将癌细胞运输到全身。理论上，肝癌可以转移到任何其他器官，但最常发生的是肝内转移及肺转移。胆管细胞型肝癌还能通过淋巴管系统转移，肝细胞肝癌很少发生淋巴管系统转移。

肝癌的早期诊断

越早发现原发性肝癌，越早进行治疗，对于患者来说，
可以取得非常理想的治疗效果，甚至可以治愈肝癌。
那么，肝癌的早期诊断主要涉及哪些诊断方法呢？

◎ 肝癌有哪些检查和诊断方法？

肝癌的诊断方法包括各种实验室检查和影像学
检查，其临床价值各不相同。

肝癌的检查方法		
血液肿瘤标志物检查	甲胎蛋白（AFP）	既可用于肝癌的诊断，又可用于肝癌预后及疗效的评价
	糖链抗原 19-9（CA）	
	癌胚抗原（CEA）	
影像学检查	肝脏 B 超	性价比最好，价格便宜，无创伤，分辨率较高，可以发现直径 0.5 ~ 1cm 以上的肝脏肿块
	CT	价格较昂贵，但可以向医生清楚展示肿块的部位、大小、性质及肿块和周围器官的关系，有利于医生评估手术可行性及风险
	磁共振成像（MRI）	
	PET-CT/PET-MR	用于了解肝癌患者是否伴有肝外转移，有利于临床分期
	SPE-CT	

何为肝癌的肿瘤标志物？

常用的肝癌肿瘤标志物有甲胎蛋白（AFP）、糖链抗原19-9（CA19-9）。AFP是一种特殊蛋白质，在婴孩时期正常肝细胞可以生产该蛋白质，成年后肝细胞即很少生产该蛋白质。当肝细胞发生癌变后，大部分肝癌细胞会恢复生产这种蛋白质的能力，因此，大部分肝癌患者血液里AFP明显升高。CA19-9是一种糖蛋白，胆管细胞型肝癌或混合性肝癌患者血液里这种物质会明显升高。这两种肿瘤标志物作为诊断肝癌或判断肝癌预后疗效的指标。

AFP升高就可诊断为肝癌吗？

如上所述，大部分肝癌患者血液里AFP会明显升高，但有一小部分肝癌患者血液AFP可以正常，或轻度升高，此外，部分肝炎、肝硬化患者也可伴有血AFP升高，因此，不能单一依靠血AFP检测来诊断肝癌，必须结合多种影像学检查（如肝脏B超、CT、MRI）等综合因素来诊断肝癌。

血液循环肿瘤细胞检测是怎么回事？

肝癌细胞有侵犯周围血管的特性，当肝癌细胞侵犯周围血管后，肝癌细胞就会进入到血管里，并随着血液循环被运输到全身器官。在一定的条件下，被运输到其他器官的肝癌细胞会在这些器官内形成新的肿块即转移癌。大量的研究发现，即使部分早期肝癌，也可以在血液里发现肝癌细胞，中晚期肝癌患者血液里发现肝癌细胞的几率就更大。因此，血液循环肿瘤细胞（circulating tumor cell，CTC）检测对于判断肝癌的预后、分期及治疗方案的选择具有非常重要的意义。

◎ 肝癌相关基因检测有什么意义？

肝癌的基因检测主要涉及以下几个方面：

● **肝癌易感基因检测**

用于评价普通人群患肝癌的风险大小。一般易感基因阳性的人患肝癌的风险较高。

● **肝癌靶向基因检测**

用于肝癌的靶向药物筛选。

● **肝癌药物敏感基因检测**

用于肝癌化疗药物的筛选。

◎ 什么是早期肝癌？

早期肝癌是指肝脏单个肿瘤直径小于3cm，未伴有肝内血管侵犯、肝脏周围淋巴结转移及肝脏之外的远处脏器转移的肝癌，医学上也叫做小肝癌。这类肝癌相对中晚期肝癌病期较早，总体预后较好。但早期肝癌往往缺乏特异性症状，不易于察觉，难以早期确诊。

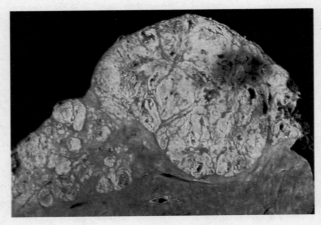

肝癌

◎ 如何早期发现肝癌?

肝癌早期可能无任何不适,或只伴有乏力、厌食、消瘦等非特异性症状,这些症状不易引起重视。但肝癌大多发生于肝癌易感人群中,因此,针对肝癌易感人群定期检查是早期发现肝癌的有效方法。

一般的肝癌易感人群,每半年需要进行一次肝脏B超和血 AFP 检测,如已经发现肝脏有可疑小肿块,最好每 3 个月进行一次肝脏 B 超和血 AFP 检测。

◎ 为什么要强调早期发现肝癌?

肝癌的病期和预后有明确的正相关性,即病期越早,预后越好;病期越晚,预后越差。

早期肝癌经过手术切除、肝脏移植或消融治疗后,存活 5 年以上的几率在 60% 以上,而晚期肝癌存活 5 年的几率只有 5% 左右,因此,早期诊断肝癌是治愈肝癌的关键。

肝癌的治疗原则

早期肝癌经过手术切除后，预后良好；中晚期肝癌，需要结合患者体质、肿瘤转移等情况，除外科手术外，还有介入治疗等。

◎ 肝癌可以治愈吗?

肝癌有癌中之王之称，总体疗效较差。导致这种结果的主要原因是大部分肝癌患者是会等到腹痛、腹胀、皮肤巩膜发黄等症状出现时才到医院看病，而出现这些症状的肝癌患者大部分是中晚期肝癌，此时他们已经失去了手术治疗机会。

大量临床研究资料表明，不能手术切除的肝癌 5 年生存率不到 5%，而可以手术切除的肝癌存活 5 年的几率可达 40% ~ 60%；单个肿瘤直径小于 2cm 的肝癌经过手术切除、消融治疗或肝脏移植治疗治愈率可达 70% 以上。因此，只要早期发现、早期治疗，治愈肝癌是完全可能的。

◎ 患了肝癌怎么办?

不同的医院，不同的医生对肝癌的治疗方案或治疗效果说法可能完全不一样。就同一个患者而言，有些医院、医生可能说可以手术，治愈率高，有的医院、医生可能说不能手术，只能保守治疗，效果可能不好。面对这种情况，患者不知道如何选择，该相信哪家医院？哪个医生？

事实上，对于某一个肝癌患者，一定有适合他的最佳治疗方案，即使不能被治愈，也可在一定程度上缓解症状，延长生存时间，减轻痛苦，改善生活质量。目前，大多数三甲医院已经开设肝癌多学科联合会诊门诊，建议肝癌患者最好能够到开设这种门诊的医院就医，以便得到科学、规范的治疗。

◎ 肝癌多学科联合诊疗是怎么回事？

肝癌多学科联合诊疗模式是指医院组织肝癌外科、化疗、放疗、病理、影像及分子诊断等专家对肝癌患者进行多学科联合会诊，以明确肝癌的诊断、分期，制定出科学、合理的治疗方案，从而使肝癌患者得到科学、规范的治疗，最大限度优化治疗流程，提高治疗效果，减少患者的治疗费用，这种诊疗模式也有效杜绝了不适治疗和过度治疗。

◎ 肝癌有哪些治疗方法？

肝癌的治疗方法有手术治疗、消融治疗、介入治疗、放疗、化疗、免疫治疗、靶向药物治疗及中医治疗。但任何单一的治疗都难以达到治愈的目的，往往需要根据具体病情联合多种治疗方式综合治疗才能达到满意的疗效。

肝癌的手术治疗

外科手术是肝癌首选的治疗方法。不过，
针对患者的体质、肿瘤发展情况和其他临
床条件，手术的方式并不相同。

◎ 肝癌手术治疗有哪些方式？

手术治疗是肝癌患者首选的治疗方法，也是目前疗效最好的治疗方法。

● 根治性手术切除

适应证：肝脏单个肿瘤较小或多个肿瘤局限于肝脏的某一个部位，未伴有肝脏内大血管侵犯，无肝脏周围淋巴结转移，无肝脏外器官转移，在实施肝脏肿瘤切除后，可能达到治愈肝癌的目的

● 姑息性手术切除

适应证：肝脏肿瘤已经伴有肝脏内大血管侵犯、肝脏周围淋巴结转移，或肝脏外器官转移，在实施肝脏肿瘤切除后，只能达到减轻痛苦、延长生存时间、改善生活质量的目的。

● 肝脏移植手术

适应证：把肝癌患者的肝脏完全切除，将正常健康人的部分肝脏或因为非肿瘤死亡患者的肝脏移植到肝癌患者身上。

◎ 肝脏手术治疗安全吗？

肝脏是人体必不可少的器官，它肩负着生命活动的重要使命。我们国家的肝癌患者大多合并慢性肝病，如乙肝、丙肝、肝硬化，肝脏功能多不如正

常人健康，而肝脏手术多少会对肝脏功能产生影响，因此肝脏手术会有一定风险。但随着肝脏手术技术及手术术后管理水平的不断提高，目前因为肝脏手术发生死亡的概率已经降低到5%以下。因此肝脏手术还是比较安全的，不必过于担心。

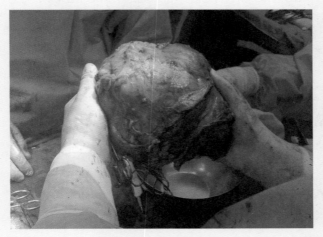

外科手术切除的肝脏巨大肿瘤

◎ 哪些肝癌患者适合根治性手术切除？

肝癌患者是否适合根治性手术切除，需要符合以下几个基本条件：

● 肝脏肿瘤位于肝脏的一侧（左侧、中部或右侧），非肿瘤侧肝脏的体积足够大，不伴有肝脏内大血管侵犯及远处器官的转移；

● 患者的重要器官如肝脏、肾脏、心肺功能及凝血功能基本正常；

● 患者的体能状态较好，能够耐受手术。

符合以上条件的肝癌患者应该首选根治性手术切除治疗。

◎ 哪些肝癌患者适合肝脏移植治疗？

肝脏移植是治疗肝癌的有效治疗方法，但肝脏移植技术难度大，费用昂贵，因此医学上有严格的准入制度及适应证。一般符合以下条件（美国旧金山的标准）的肝癌患者可以优选肝脏移植治疗：

- 单个肿瘤时，肿瘤直径小于 6.5cm；
- 多个肿瘤时，数量小于或等于 3 个且单个肿瘤直径小于 4.5cm；
- 不伴有肝内血管侵犯；
- 不伴有淋巴结转移及肝脏外器官转移；
- 伴有严重肝硬化，肝脏功能极差等。

对于符合肝脏移植条件前 4 项但肝脏功能较好的患者，应该首选手术切除治疗。这是由于肝脏移植治疗费用昂贵，且可以作为移植的肝脏稀少。

◎ 肝癌的姑息手术治疗有哪些方式？

肝癌的姑息手术目的是为了减少人体对肿瘤的负荷，解除肝癌造成的胆管压迫、血管堵塞或切除主要引起疼痛的肿块，从而改善患者的生活质量，减轻痛苦，延长生存时间。目前，针对肝癌的姑息手术方式有：肝癌切除术、门静脉切开取出癌栓术、下腔静脉切开取出癌栓术、肝静脉切开取癌栓术、胆管切开取出癌栓术、胆管—空肠吻合术等。

◎ 肝癌手术后会出现哪些并发症？

手术并发症是指手术本身引起的或与手术相关的疾病或症状。

- **肝脏功能衰竭**。肝脏手术常常需要切除肿瘤周边的一部分正常肝脏组织，加之手术当中对肝脏的挤压、翻转、阻断进入肝脏的血流等因素均可能引起肝脏功能衰竭。

- **腹腔内出血**。腹腔内出血多为肝脏手术断面血管出血，这种并发症一旦发生，后果会较严重，如出血量大，需要再次手术止血治疗。

- **胆漏**。胆漏是指手术后肝脏断面胆管内胆汁流入腹腔的一种病症，这种并发症发生几率较小。

- **右侧胸腔积液**。右侧肝癌手术发生较多，大多可以治愈。

- **呼吸道感染**。肝脏手术后，因为上腹部伤口疼痛，患者惧怕大口呼吸，不敢咳嗽，易于发生呼吸道感染。

◎ 肝癌手术后如何做好生活护理？

肝癌手术是腹部风险较大的手术,术后能否够快速康复，除了医生的治疗、护士的护理外，患者自我调节及家人的生活护理也至关重要。那么，患者自己及家人该如何自我调节和生活护理呢？首先，患者自己需要调整好心态，建立战胜疾病的信心，勤于翻身，敢于咳嗽排痰，早期下床活动，主动或被动多活动肢体，注意保护好腹部的各种引流管道，鼓励早期进食，开始可以食用蔬菜汤、稀饭，慢慢增加饮食量，之后可慢慢增加肉类食物。此外，家人或护工应该协助患者拍背、排痰、活动肢体、翻身、下床活动、洗脸、漱口，多给以患者心理安慰和鼓励。

◎ 肝癌手术后会复发吗？

肝癌手术后最大的问题就是复发。不管早期肝癌还是中晚期肝癌，手术后均可能复发，只是早期肝癌术后复发的机会较小，中晚期肝癌术后复发的机会较大。因此，肝癌手术后需要定期复查，一般在手术后半年内，最好每月复查一次，半年后如无复发，可以每2～3个月复查一次，按照以上方法复查，就可以早期发现复发的病灶，早期治疗。

◎ 肝癌手术后复发了怎么办？

肝癌发现了复发、转移病灶怎么办呢？

通常，肝脏内单个或2～3个小的复发病灶可以采用射频消融、介入、^{125}I粒子植入、放疗等治疗，也可配合全身化疗及靶向药物治疗。

肝脏外的单个转移病灶也根据不同的部位采用放疗、^{125}I粒子植入或消融治疗。如发生骨转移，可以采用外放疗、内放疗治疗。

◎ 肝癌手术后为什么会复发、转移呢？

肝癌手术后复发转移是影响手术疗效的主要原因。导致肝癌手术后复发转移的原因有：
- 肝癌主要病灶周围微小病灶手术后长大；
- 手术前已经有肝癌细胞进入血液，术后血液中的癌细胞在肝外器官繁殖、长大成转移的肿块；
- 肝脏原肿瘤部位以外的肝脏发生新的癌变；
- 手术后患者的免疫功能低下，有利于潜伏的癌细胞生长、转移。

◎ 如何减少肝癌手术后复发转移？

针对肝癌术后复发转移的原因，可采取以下措施预防及减少肝癌术后复发及转移：

- 术后 2～3 周常规进行一次介入治疗，介入治疗可了解肝脏内是否有小的残留肿瘤病灶；
- 术后免疫治疗：肝癌患者大多伴有免疫功能低下，术后免疫治疗可以调节患者的免疫功能，调动患者自身免疫功能杀灭癌细胞；
- 中药治疗：中药可以增强人体免疫功能、调节人体消化功能、改善营养状态、部分中药可以直接杀灭癌细胞；
- 抗病毒治疗：大部分肝癌患者同时合并慢性乙型肝炎，部分肝癌手术后复发是因为乙肝而发生新的癌变，术后抗病毒治疗可以减少新的癌变发生。

◎ 肝癌术后复发还能再次手术治疗吗？

肝癌手术后复发是否可以再次手术治疗取决于肝脏复发肿瘤的大小、个数、部位及患者自身的情况。一般肝脏复发肿瘤位于肝脏一侧或一段，肿瘤个数在 3 个以下，没有肝脏以外的转移病灶，若患者的身体条件能够耐受手术，肝脏功能、凝血功能较好，且愿意再次手术则可以考虑再次手术。但再次手术的难度、风险一般比初次手术大，因为第一次手术造成的肝脏周围、腹腔粘连，会使手术难度增大。

◎ 为什么肝癌术后需要做靶向药物敏感基因及化疗药物敏感基因检测？

肝癌手术后存在复发风险，如发生术后广泛复发转移则要进行全身化疗或靶向药物治疗。此时，基因检测可以筛选出切实有效的化疗药物或靶向药物，使用筛选出的化疗药物、靶向药物治疗复发的肝癌效果会更好。大部分靶向、化疗药物敏感基因检测需要肝癌组织标本，因此肝癌术后行靶向药物敏感基因及化疗药物敏感基因检测显得非常重要。

肝癌的消融治疗

当前，随着介入导管技术的兴起，消融治疗开始走进肝癌的临床，适合不愿意手术或患者体质不能耐受手术的患者。

◎ 肝癌的消融治疗是怎么回事？

消融治疗是指使用物理、化学方法杀灭肝癌细胞的治疗方法。临床上使用的消融治疗分为热消融、冷冻消融及化学消融三类。

肝癌的射频治疗		
	原理	具体方法
热消融	通过不同的物理方法使肝癌瘤体内局部温度升高，从而杀灭肝癌细胞	射频消融、微波消融、高强度超声聚焦刀、激光消融
冷冻消融	将氩气导入肿瘤内，60秒内将肿瘤瘤组织温度降至 $-160 \sim -140℃$，几分钟内将癌瘤组织冻成冰球，使肿瘤组织细胞破裂坏死；导入的氦气快速致热，加速癌瘤组织变性坏死	氩氦刀
化学消融	将无水酒精及醋酸导入肝癌瘤体内，使肝癌细胞发生凝固坏死，杀灭肝癌细胞	无水酒精消融、醋酸消融

◎ 哪些肝癌患者适合消融治疗？

并非所有肝癌患者都适用消融治疗，此方式也有一定的局限性。一般消融治疗适合于以下肝癌患者：①单个肿瘤直径小于5cm，②符合手术条件但不愿意手术的患者；③肝癌手术后复发但肿瘤较小的患者。

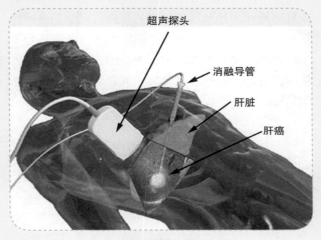

超声探头

消融导管

肝脏

肝癌

肝癌的射频消融治疗

◎ 微波消融和射频消融有什么区别?

不同肝癌消融的比较		
	微波消融	射频消融
不同点	消融速度较快	消融速度较慢
	局部产生高温的时间短	局部产生高温的时间较长
	对周围的正常肝脏组织影响相对较大	对肿瘤周围正常肝脏组织影响较小
	止血效果较好	止血效果相对较差
相同点	均属于热消融治疗范畴，它们的基本原理大致相同	

◎ 化学消融和热消融有什么区别?

化学消融是将无水酒精、醋酸等化学物质注射入肝癌瘤体内导致肿瘤组织的坏死。化学消融操作简单，费用较低，效果和热消融相当，特别适合于单个肿瘤直径小于3cm的肝癌的治疗。日本医疗界使用该方法治疗小肝癌较多，其效果不亚于手术切除治疗。

◎ 消融治疗可能出现哪些并发症?

消融治疗总体较安全，副作用及并发症较少。通常消融治疗可能出现以下并发症:

● **发热**

肿瘤组织被消融坏死后，部分坏死组织溶解、吸收后可能导致发热。

● **肝区疼痛**

可发生于消融治疗过程中或后，疼痛一般较轻，大多能耐受，多持续2~3天后自愈。

● **腹腔出血**

一般发生于术后1~2天，发生几率较小，一般出血量较小，卧床休息、止血药物治疗大多能愈合。

● **肝脏内大血管损伤**

这是消融治疗的严重并发症，一旦发生，后果严重，必须立即手术处理。

● **肝内胆管损伤**

若消融治疗后持续腹痛、腹胀、发热，在腹腔穿刺抽出胆汁样液体时即可确诊。确诊后根据情况必须通过腹腔穿刺置管引流或开腹手术处理。

◎ 小肝癌消融治疗后会复发吗？

理论上小肝癌消融治疗后可能复发，复发的主要原因是消融不彻底。

为了减少消融治疗后复发，最好在消融治疗完成后立即做超声造影或增强 CT 检查，了解消融治疗后瘤体内是否还有血供。

如果瘤体内无血供，表明消融彻底，复发机会较小；否则表明消融不彻底，需要补救消融治疗，直到瘤体被完全消融为止。

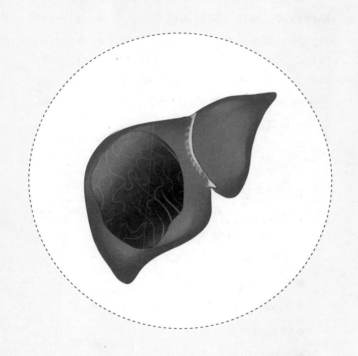

肝癌的放射治疗

放射治疗也是肝癌的治疗手段之一。医生会根据患者的临床情况，制定最适合患者的治疗策略。

◎ **肝癌放射治疗是怎么回事？哪些肝癌患者适合放射治疗？**

肝癌放射治疗（简称放疗）是通过高能放射线照射肿瘤，破坏癌细胞的遗传基因结构，阻止癌细胞生长、繁殖，最终杀灭癌细胞的一种治疗方法。以往由于肝脏自身放射耐受差及放射治疗技术等多种原因导致肝癌放疗的效果并不理想，且副作用大。近年来，由于放疗技术的进步，肝癌的放疗安全性、疗效明显提高。

◎ **哪些肝癌患者适合放射治疗？**

肝癌放疗适合于以下几种情况：

- 单个肿瘤直径小于5cm，不伴有肝内血管侵犯、淋巴结转移及远处转移的肝癌患者，不愿意接受手术治疗或不能耐受手术治疗；
- 大肝癌的辅助治疗；
- 门静脉、肝静脉、下腔静脉癌栓的放疗；
- 转移淋巴结的放疗；
- 肝癌手术后复发病灶的放疗；
- 肝癌消融或介入后的补充放疗。
- 对于小肝癌，放疗可能达到治愈的效果，其他情况的肝癌放疗只能达到缓解病情的作用。

肝癌放射治疗有哪些副作用？

随着放疗技术的不断改进及放疗经验的丰富，现代肝癌放疗已经非常安全，副作用较小且大多能耐受。尽管如此，肝癌放疗仍然可能出现以下副作用：

- **骨髓抑制**：主要表现为血液白细胞、血小板减少，但经过对症处理均可治愈。
- **消化道反应**：主要表现为厌食、恶心、呕吐，一般较轻，经过对症治疗均可控制。
- **放射性肝炎**：其发生的原因可能是放射治疗的面积太大，照射的射线剂量设置过大。普通放疗发生几率较大，现代精准放疗发生此类并发症的几率已经非常小。

放疗可以治愈肝癌吗？

一般认为肝癌的放疗只能起到辅助治疗的作用，只能控制肝癌的局部生长，难以达到治愈的目的。但随着精准放疗的诞生，对于单个直径小于3cm的肝癌实行根治性放疗有时可达到手术切除或消融治疗相同的效果，但一般只用于不愿意或不能耐受手术切除、肝脏移植治疗的小肝癌患者的治疗。

肝癌的介入治疗

肿瘤的生长离不开肿瘤血管源源不断的为肿瘤提供营养，肝癌的介入治疗就是阻断肝癌的供血血管，并往里面注射抗癌药物。

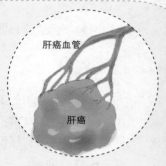

肝癌血管

肝癌

◎ **肝癌介入治疗是怎么回事？哪些情况适合介入治疗？**

肝癌介入的治疗是把供应肝脏肿瘤营养的血管阻断，并在该血管内注入能够杀灭肝癌细胞的化学药物，从而抑制或杀灭肝癌细胞。目前，肝癌介入治疗是非手术治疗肝癌的主要方法之一，总体有效率可达 80%。

肝癌介入适合于以下肝癌患者：

● 符合手术切除条件但不愿意手术的患者；

● 不符合手术条件肝癌患者；

● 手术后的介入治疗（可减少术后复发）；

● 肝癌手术后复发的患者；

● 伴有门静脉、肝静脉、下腔静脉癌栓的患者。介入联合放疗、消融治疗疗效更好。

◎ **介入治疗可以治愈肝癌吗？**

介入治疗是肝癌非手术治疗的主要治疗方法之一，在肝癌的治疗中，只能起到辅助治疗作用，不能达到治愈的目的。原因在于介入治疗后被栓塞的肝肿瘤动脉血管栓塞不彻底，栓塞的血管在一定时间后可能再通，介入治疗中在肿瘤内注入的抗癌药物对肝癌细胞的杀灭作用有限。

◎ 介入治疗有副作用吗？

介入治疗总体较为安全，主要的副作用包括：

- 肝区疼痛：发生于介入中或介入后，一般较轻，经过对症处理大多能治愈。
- 消化道反应：如厌食、恶心、呕吐等，这些症状是抗癌药物或介入导管刺激血管所致，持续时间为 3 ~ 5 天，大多患者能耐受这些症状，经过止吐药物治疗后一般能够得到控制。
- 骨髓抑制反应：表现为血液白细胞、血小板减少，但经过对症处理均可治愈。
- 栓塞剂导致异位栓塞，但这种情况很少发生。

◎ 介入治疗做多少次合适？

进行介入治疗的次数需要根据上次介入治疗的效果、患者的耐受性及患者的肝脏功能好坏而定，但两次介入治疗的间隔时间至少相隔一个月，如上次介入治疗效果不好则最好不要再选择介入治疗。

◎ 载药微球是怎么回事？

载药微球是一种可以承载抗癌药物的栓塞剂，将这种载有抗癌药物的微球堵塞供应肝癌瘤体血供的肝动脉分支，载有抗癌药物的微球持续释放抗癌药物，对肝癌细胞产生持续抑制、杀灭作用。肝癌介入治疗中，载药微球比传统的介入治疗效果更佳。

肝癌的其他治疗

对于很多肝癌患者而言，接受的治疗实际
是综合治疗。除了常规的手术、介入、射
频等治疗外，还有其他很多治疗方法。

◎ 肝癌需要全身化疗吗？

肝癌细胞对化疗药物不敏感，所以一般不主张全身化疗。但介入化疗（经过肝动脉、门静脉灌注化疗药物）有较好疗效。近年来，随着技术的发展，肿瘤基因检测在癌症诊疗中应用越来越广泛。在化疗过程中，结合药物敏感基因检测结果来选择敏感化疗药物组合可能会给肝癌患者带来更好的疗效。

◎ 靶向药物治疗是怎么回事？

肝癌的靶向药物治疗是通过干扰、阻断肝癌细胞关键代谢环节来抑制、杀灭肝癌细胞的一种治疗方法。肝癌细胞生长、繁殖、向周围生长及向远处转移的能力与其代谢的关键靶点有关，涉及的靶点较多。目前临床上最常用的靶向治疗药物是索拉非尼，它可以使中晚期肝癌患者平均生存时间延长约 6～8 个月。肝癌的靶向治疗主要适合于下列情况：①中晚期肝癌的辅助治疗；②介入、消融治疗及放疗后的加强治疗。

◎ 靶向药物治疗有哪些副作用？

肝癌的靶向药物治疗总体较为安全，主要副作用有：①肢体末端（如指头、趾头、牙龈）出现红肿、溃烂、疼痛；②血压升高；③腹痛、腹泻、恶心、呕吐；④肝脏功能、肾脏功能损害；⑤头发变白等。如出现以上副作用，可以减量或暂时停止服用药物。

◎ 肝癌需要免疫治疗吗？

肝癌的发生和人体免疫功能低下有关，80%以上的肝癌患者伴有不同程度的免疫功能低下，免疫功能低下亦是肝癌术后复发的主要原因之一。因此，大多数肝癌患者需要免疫治疗。临床研究表明，免疫治疗可以降低肝癌手术后复发的几率，肝癌介入、消融及放疗联合免疫治疗可增强治疗效果。

◎ 中药可以治疗肝癌吗？

中药治疗是肝癌治疗的有效方法之一。可减轻肝癌放疗、介入、化疗的毒副作用，改善肝癌患者的免疫功能，此外，中医治疗可以改善肝癌患者的消化功能，促进肝癌手术后的康复。

◎ 何为肝癌的综合治疗？

肝癌的综合治疗是指根据肝癌患者的身体情况、病期、肿瘤的生物学特性，综合应用手术、介入、消融、放疗、化疗、生物免疫治疗及中医治疗等，以最大限度提高肝癌治疗效果、减轻痛苦、延长生存时间、改善生活质量的一种治疗手段。

肝癌细胞的生长、繁殖、向周围侵犯及向远处器官转移的机制非常复杂，肝癌瘤体内不同区域的癌细胞、肝脏内不同部位的癌细胞及治疗过程不同阶段的肝癌细胞的生物学特性是不一样的，任何单一治疗方法都难以达到完全消灭体内癌细胞的目的，只有综合应用不同的治疗方法才有可能治愈肝癌。

肝癌的康复管理

肝癌的康复管理一方面是各种治疗后的身体恢复，另一方面是规律随访，了解有无复发，以便及时治疗肝癌复发。

◎ 肝癌患者如何心理康复？

肝癌患者可能面临着各种恐惧和担心。这些心理负担会影响患者的食欲、睡眠等精神状况进而造成免疫功能的减弱，这不利于患者的治疗和术后康复。让患者建立战胜癌症的信心，可对治疗和康复起到十分积极的作用。那如何消除肝癌患者的恐癌心理，建立战胜癌症的信心呢？首先，可以让患者与已经接受治疗且疗效较好或治愈的肝癌患者多交流沟通；其次，医生应该以各种方法进行心理疏导，打开患者心结；此外，给以肝癌患者更多的关爱、鼓励及支持，帮助其树立战胜癌症的信心，正确对待癌症，积极配合医生的治疗。

◎ 为什么肝癌患者需要规范随访？

肝癌之所以可怕，是因为任何病期的肝癌，实施任何治疗，都有复发转移的可能。对于接受过根治性治疗（根治性切除、消融、放疗及肝脏移植治疗）的肝癌患者而言，随访的目的是及早发现复发或转移的肿瘤，开展早期治疗以期达到最好的疗效。对于实施过姑息治疗（介入、放疗、化疗、靶向药物治疗）的肝癌患者而言，随访的目的是及时了解、评价治疗效果，适时调整治疗方案。一般实施过根治性治疗的肝癌患者，半年以内每2~3个月随访一次，半年以后，如无复发、转移，每3~6个月随访一次。对于实施过姑息治疗的肝癌患者，最好每月随访一次。

◎ 肝癌患者生活上需注意什么？

肝癌患者生活上需注意以下事项：①肝癌患者消化功能会受到不同程度的影响，宜食用低脂、富含维生素、易于消化的食物；②不宜饮酒、吸烟；③不宜服用对肝脏功能有较大影响的药物；④保持良好心态，充足睡眠；⑤适当锻炼，增强体质；⑥不宜过度房事；⑦多吃抗癌食物如茄子、苦瓜、南瓜、地瓜、海带、萝卜、番茄、西蓝花、洋葱等；⑧多食用护肝食物如大枣、梨、大蒜、芥菜、花菜、黄瓜、胡萝卜、海椒、李子、葡萄、猕猴桃、豆制品、绿豆、鸡蛋、带鱼等。

◎ 肝癌患者还能过性生活吗？

性生活是成年人的正常生理需要，适当的性生活有利于身心健康。但肝癌患者在治疗期间不宜过性生活，因为在治疗期间身体虚弱，性生活会增加额外体力消耗，降低免疫力，不利于治疗和康复。如经过治疗后，肿瘤已经治愈，体力已经恢复正常，可以适当恢复性生活。

【医生提醒】
对于原发性肝癌患者，一经发现应到相应医疗机构就诊，因肝癌病因相对明确（慢性乙肝、丙肝），此类人群应每3个月到医院健康体检。

认识纤维板层型肝癌

纤维板层型肝癌是一种特殊类型的原发性肝癌，发病率较低，多见于年轻患者，但是肿瘤生长缓慢，总体治疗效果比其他类型的原发性肝癌要好。

◉ 什么是纤维板层型肝癌?

纤维板层型肝癌(FL-HCC)是原发性肝癌(HCC)的一种特殊类型，发病率低，迄今为止，国内外报道的 FL-HCC 只有几百例。该疾病好发于年轻人，平均发病年龄约 23 岁，男女发病率无明显差别。该疾病病情进展较慢，病程较长，肿瘤多发生于肝脏左侧，多为单个肿块，肿块通常巨大，边界清楚，总体预后明显优于 HCC。

◉ 纤维板层型肝癌的发生和哪些因素有关?

纤维板层型肝癌的确切发病原因尚不清楚。该疾病和乙肝、丙肝病毒感染、饮酒及肝硬化无明确关联，而原发性肝癌发病大多和以上因素有关。医学研究发现纤维板层型肝癌的肿瘤结构特点和发生于肝脏的局灶性结节性增生非常相似，后者是发生于肝脏的一种少见的、良性的炎症性肿块。因此，推测纤维板层型肝癌可能由肝脏的局灶性结节性增生癌变所致。

◉ 纤维板层型肝癌有哪些症状?

纤维板层型肝癌肿瘤生长缓慢，往往在患者不知不觉中逐渐长大。当肿瘤较小时，可以无任何不适，只有肿瘤长得很大时才会出现诸如上腹部肿块、腹胀、腹痛等症状，可伴有消瘦、食欲下降，餐后腹胀加重等症状。

纤维板层型肝癌可以预防吗？

该型肝癌发病原因不明，部分患者可能是从肝脏非典型增生（FNH）发展而来，FNH 为发生于肝脏的一种炎症性增生形成的肿块，一般无自觉不适，大多为体检时发现，过去医学上认为该疾病为良性病变，一般不会发生癌变，无须治疗。但因少数纤维板层型肝癌是由 FNH 发展而来，故对于患有 FNH 的患者仍然需要密切监测，以了解是否发生癌变。

纤维板层型肝癌有哪些检查方法？

该型肝癌的主要检查方法包括血肿瘤标志物检查及影像学检查两大类。

血液肿瘤标志物检查主要检测血维生素 B_{12} 结合力、神经紧张素、CEA、AFP。一般纤维板层型肝癌以前三者增高为主，AFP 大多正常。

影像学检测包括 B 超、CT、磁共振检查。纤维板层肝癌的影像学上的主要特征为肿瘤内常可见钙化斑点，钙化斑点为钙盐沉积所致，在影像学上易于辨认。此外，在肿瘤中心常见从肿瘤中心向周围放射状分布的疤痕带。

纤维板层型肝癌的
病理切片

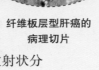

◎ 如何区别原发性和纤维板层型肝癌？

| 原发性肝癌和纤维板层型肝癌的鉴别 ||
原发性肝癌	具体方法
常在慢性肝病（如乙肝、丙肝、肝硬化、酒精性肝病等）基础上发生	常发生于没有肝病基础的人群
发病高峰年龄在 35 ~ 50 岁	好发于中青年
常伴有 AFP 升高	血 AFP 大多正常，血维生素 B_{12} 结合力、神经紧张素、CEA 常升高
发现时大多为中晚期，手术机会较小	发现时肿瘤巨大，但大多数可以手术切除，预后较好

◎ 如何早期发现纤维板层型肝癌？

纤维板层型肝癌主要发生于西方国家人群，在我国较少。该疾病早期可以无症状，大多数患者以上腹部巨大肿块而就医，不易于早期发现。主要好发于中青年，故针对中青年人群定期体检是唯一可能早期发现该疾病的办法。检查方法很简单，通常每半年做一次肝脏的 B 超即可。

◎ 纤维板层肝癌怎么治疗？

纤维板层肝癌是少见的发生于肝脏的低度恶性肿瘤，总体预后优于常见的原发性肝癌。其主要治疗方法是手术治疗，包括肿瘤切除及肝脏移植治疗。纤维板层肝癌大多肿瘤巨大，但边界较清楚，有完整的包膜。大部分患者适合通过手术切除肿瘤。若肿瘤侵犯肝脏的范围过大或患者肝脏功能差时，则可以考虑通过肝脏移植进行治疗。

◎ 纤维板层肝癌手术风险大吗？

纤维板层肝癌一般发生于中青年人，这类患者肝脏功能通常较好，对手术的耐受相对于 HCC 患者较好，故手术风险相对较小，不必过于担心。

◎ 纤维板层肝癌术后会复发吗？

虽然纤维板层肝癌为低度恶性肿瘤，但术后仍有复发可能，只是复发几率明显小于常见的 HCC，因此，术后有必要保持警惕，按照医嘱定期复查。

◎ 纤维板层肝癌术后需要化疗吗？

纤维板层肝癌恶性程度较低，对化疗不敏感，一般术后无需化疗。但如果医生觉得手术不满意，肿瘤伴有肝脏周围淋巴结转移，预期术后复发几率较大，可以选择敏感药物进行化疗，以减少术后复发。

◎ 纤维板层肝癌术后的心理康复有哪些？

纤维板层肝癌经过手术切除或肝脏移植治疗总体效果较好，术后复发转移几率较小，但仍然有患者对自己的疾病耿耿于怀，并因此失眠、焦虑、恐惧。这种不良心理会影响患者的营养、免疫、食欲，不利于身体术后康复。因此，医务人员及患者亲人应该多予以患者以关心、安慰、心理疏导，鼓励患者多参加力所能及的社会活动或劳动，分散注意力，多和同类患者建立联系、交流，以增强战胜疾病的信心。

◎ 纤维板层肝癌术后的饮食管理有哪些内容？

纤维板层肝癌术后体质弱、消化功能差、营养状态往往较差，故患者出院后需要合理膳食、劳逸结合、增加营养，可进食富含蛋白质、维生素、易于消化的食物，多吃蔬菜、水果，不要偏食、饱食。

如胃口不好，可以服用中药或助消化的药物进行调理。

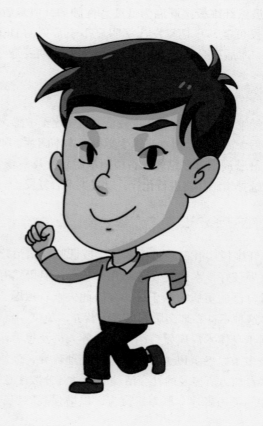

2

转移性肝癌和
其他肝脏肿瘤

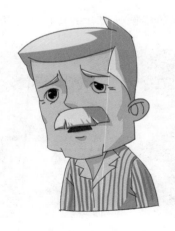

当身体其他部位发生的癌症，通过血液、淋巴或直接浸润等方式，转移到肝脏上时，在肝脏里继续生长发展，这些类型的肝癌称为转移性肝癌。

此外，肝脏还会发生淋巴瘤、血管瘤等其他类型的肿瘤。

认识转移性肝癌

身体其他部位发生的肿瘤，转移到肝脏，继续在肝脏中生长，通过这种方式引起的肝癌称为转移性肝癌。

◎ 什么是转移性肝癌？

转移性肝癌有别于原发性肝癌，其肝脏内的肿瘤是由肝脏以外其他部位发生的恶性肿瘤转移至肝脏，并在肝脏形成单个或多个癌灶。转移性肝癌的症状和原发肿瘤的症状可以先后出现或同时出现。

◎ 哪些恶性肿瘤易于发生肝转移？

理论上，所有恶性肿瘤均可发生肝脏转移，但大部分肝脏转移癌来源于腹腔恶性肿瘤，依次为胃癌、胰腺癌、结直肠癌、胆囊癌、肾癌、卵巢癌。

◎ 转移性肝癌可以预防吗？

目前尚无确切预防恶性肿瘤肝脏转移的方法。

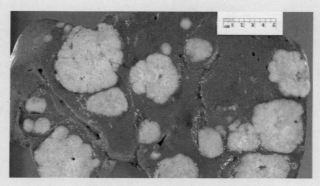

胰腺癌转移至肝脏形成多个转移性肝癌病灶

但对于恶性肿瘤患者，应该认识到，不管已经采取何种方式的治疗，在病情发展过程中随时都有可能发生肝脏转移。合理饮食、适当锻炼、充足睡眠、良好心态或许可以减少肝脏转移发生的几率。

◎ 转移性肝癌有哪些检查方法？

转移性肝癌的检查方法包括原发肿瘤的肿瘤标志物检查和影像学检查。肿瘤标志物检查包括血液 CA19-9、CEA、CA125、PSA 等。影像学检查包括肝脏彩色超声、超声造影、肝脏 CT、磁共振等。

◎ 肝转移癌可以治愈吗？

当肝脏以外的恶性肿瘤发生肝脏转移后是否还能治愈，取决于原发肿瘤是否可以切除、肝脏肿瘤大小、数目、部位及肝脏以外是否还有其他器官转移。一般来说，只要原发肿瘤可以切除，肝脏以外无确定的转移灶，肝脏转移灶不管数量、大小、位置如何，只要可以分别完整切除就有治愈可能。

◎ 转移性肝癌有哪些症状？

肝脏转移癌早期可无明显不适，中晚期患者可以出现肝区疼痛、右侧腰背部疼痛、乏力、食欲不振、消瘦等症状，严重则可能出现皮肤/巩膜黄疸、腹胀、下肢水肿等症状。

◎ 如何早期发现转移性肝癌？

对于罹患癌症特别是腹部恶性肿瘤的患者，必须警惕肝脏转移癌的发生。应在医生的指导下定期监测肝脏病变情况，每 1 ~ 3 个月进行一次肝脏的 B 超检查，以便及时了解肝脏是否有转移癌的发生。

转移性肝癌的治疗

有多种治疗转移性肝癌的治疗方法，医生会根据你的病情和身体条件，为你制定最合适的治疗方案，通常是综合性治疗。

◎ 转移性肝癌有哪些治疗方法？

转移性肝癌的治疗方法很多，包括手术切除、消融治疗、放疗、^{125}I 粒子植入短距离放疗、化疗、靶向药物治疗及中药治疗。患者可以在医生的指导下选择相应的治疗方法。

◎ 哪些转移性肝癌适合手术治疗？

手术治疗是治疗转移性肝癌首选的治疗方法。可以手术切除的转移性肝癌治愈率可达 30%。一般具备以下条件的转移性肝癌应该优选手术治疗：

- 原发癌可切除或已切除者；
- 转移癌是单个肿块或多个肿块局限于肝脏一侧；
- 肝脏转移灶估计是体内唯一的残余癌灶；
- 患者的身体状况较好，心、肺、肾、肝脏等器官及凝血功能正常。

◎ 转移性肝癌手术治疗危险吗？

现代肝脏手术技术已经非常成熟，手术风险较小。同时，由于转移性肝癌患者大多无肝脏基础疾病（如乙肝、丙肝、酒精性肝病及肝硬化等），这类患者的肝脏功能较好，对手术的耐受性较好，肝脏手术后发生肝脏功能衰竭的机会非常小。因此，转移性肝癌的手术治疗较原发性肝癌手术风险小得多，不必过于担心手术风险。

◎ 转移性肝癌手术后有哪些并发症？

和原发性肝癌手术后一样，转移性肝癌手术后仍然可能出现一些并发症，如术后肝脏功能衰竭、腹腔内出血、胆漏、胸腔积液、肺部感染、腹壁切口及腹腔转移等并发症，但总体发生几率较小。

并发症经及时合理的处置后，一般也不会造成严重后果。

◎ 哪些转移性肝癌可以消融治疗？

消融治疗是治疗肝脏转移性癌的有效手段之一。通常符合以下条件的转移性肝癌患者适合消融治疗：

- 单个肿瘤直径小于 5cm 或 3 个以内的肿瘤单个直径小于 3cm 的转移性肿瘤；
- 肿瘤直径大于 5cm 的患者，可以采用多点或多次对肿瘤实施消融治疗。

◎ 消融治疗可以治愈转移性肝癌吗？

消融治疗是否可以治愈转移性肝癌主要取决于肝脏转移肿瘤的大小、数量、位置及肝脏的功能情况。如果肝脏功能较好、转移肿瘤数量在 3 个以内、肿瘤单个直径在 3cm 左右的患者经过消融治疗一般是可以治愈的。

◉ 转移性肝癌消融治疗后为什么可能复发？复发怎么办？

转移性肝癌消融治疗后复发的主要原因有：①消融范围不够，消融不彻底、不完全；②肝脏内新的转移病灶出现。消融治疗后复发的患者后续治疗可以采用再次消融治疗、介入治疗、^{125}I 粒子植入治疗、放疗及靶向药物等治疗。

◉ 转移性肝癌可以放疗吗？

放射治疗是治疗转移性肝癌的常用手段之一，转移性肝癌的放射敏感性根据原发灶癌的不同而不同。随着放疗设备的改进及放疗技术的不断进步，放疗的准确性及疗效已得到明显提高，副作用明显减少。以下情况的患者可以考虑选择放疗：

符合手术条件但不愿意手术者：

● 转移性肿瘤可以切除但患者身体条件差，不能耐受手术者；

● 单个肿瘤或多个肿瘤局限于肝脏某个部位或一侧肝脏；

● 肝脏特色部位的转移性肿瘤，手术风险大。

◉ 放疗可以治愈转移性肝癌吗？

一般来讲，放疗只作为转移性肝癌的辅助治疗手段，单独使用难以达到治愈的效果。但随着放疗技术水平的提高，对于单个直径小于 3cm 的转移性肝癌实施根治性放疗有可能达到治愈的效果，但一般只适用于不能耐受手术或不愿意手术治疗的转移性肝癌患者。

◎ 哪些转移性肝癌适合化疗？

化疗是治疗转移性肝癌的有效方法之一。转移性肝癌的化疗敏感性和原发肿瘤密切相关，如鼻咽癌、乳腺癌、胃癌、结直肠癌、卵巢癌及肺癌伴有的肝脏转移癌对化疗较为敏感。目前可根据化疗药物敏感基因、耐药基因检测的结果选择敏感化疗药物组合进行化疗，可以取得预期较好的疗效。

◎ 化疗可以治愈转移性肝癌吗？

化疗作为转移性肝癌的辅助治疗手段，只能使病情得到阶段性控制，不能达到治愈的效果。

◎ 靶向治疗可以治疗转移性肝癌吗？

所谓靶向治疗就是药物会针对作用"靶点"起效，而这个"靶点"就是癌细胞的关键代谢点或环节。阻断这些代谢环节，癌细胞的生长、繁殖就会受到抑制。靶向药物的选择主要依据原发恶性肿瘤而定，如胃癌、大肠癌肝转移可以选择阿帕替尼、贝伐单抗等。也可以根据靶向药物敏感基因检测选择。靶向药物也非高度选择性，对正常组织细胞功能有一定影响，会产生各种副作用，但大多数可以耐受。

◎ 靶向治疗可以治愈转移性肝癌吗？

在目前医疗条件下，靶向药物只能作为转移性肝癌的辅助治疗手段，大部分转移性肝癌实施靶向药物治疗只能起到阶段性控制肿瘤生长、进展的效果。对于肝脏转移性恶性间质瘤，实施靶向药物治疗可以使病灶得到长期控制，再配合手术切除治疗可能达到治愈的效果。

转移性肝癌的康复管理

转移性肝癌的康复管理同样主要包含两方面的问题，一个是患者经过各种治疗后的身体康复问题，另一个是治疗后随访，了解治疗效果、有无复发等。

◎ 转移性肝癌如何饮食调理？

肝病患者的解毒功能、消化功能较差，不适宜的饮食会增加肝脏的负担，影响机体恢复。因此，转移性肝癌患者不宜吃大油大肉的食物，提倡少吃多餐，多食用蔬菜、水果，注意均衡饮食，不要偏食。

◎ 转移性肝癌患者的心理康复有哪些？

很多转移性肝癌患者对疾病的治疗持消极悲观的态度，精神压力较大。消极悲观的情绪会影响人体的免疫力、睡眠、营养，不利于疾病的治疗和术后恢复。因此，树立正确的生死观，保持良好心态，正确面对癌症，积极配合治疗才能战胜癌症。那么如何做好转移性肝癌患者的心理康复呢？

首先，医务人员在实施治疗前，必须做好心理疏导，否则，一切治疗可能无效。

其次，鼓励患者与已经治愈或治疗效果较好的同类患者多交流，建立战胜癌症的信心。在当前发达的医学治疗条件下，很多癌症实际已经成为一种慢性疾病，经过规范治疗，癌症会缩小、停止生长，甚至消失，因此要对治疗的抱有期望并乐观。

最后，社会、医务人员及患者亲人应该多予以癌症患者关心、鼓励。

◎ 转移性肝癌患者的随访包括哪些内容？

随访的目的是了解病情进展情况、治疗的效果。患者病情如有变化，医生可根据随访结果及时调整治疗方案。一般手术后的患者至少每3个月主动随访一次，化疗、放疗患者须每月随访一次。病情变化早期可能不会出现能被患者感知的明显症状，一旦患者察觉身体异样，此时可能已延误病情的最佳治疗时机。早期及时治疗可使患者获得最大的收益，因此我们强调定时、主动随访。

◎ 中医可以治疗转移性肝癌吗？

中医的理论认为肝主疏泄。在内外致病因素的作用下，气机失调、肝气郁结，气滞则血瘀，气血凝聚日久成为包块。因此，疏肝理气、活血化瘀是中医治疗肝肿瘤的主要法则。中药主要通过调节人体气血、改善人体免疫功能或直接杀灭癌细胞而起到控制肿瘤的作用。但中医只能作为转移性肝癌的辅助治疗，可以在手术后、化放疗期间、介入治疗后选择中药治疗，以起到减轻相应治疗的副作用、改善消化功能、增强免疫功能，增加疗效的作用。

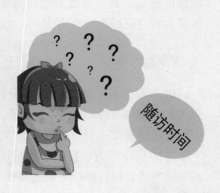

随访时间

认识肝脏淋巴瘤

肝脏淋巴瘤包括原发于肝脏的淋巴瘤和转移而来的淋巴瘤，是一种少见的肝脏恶性肿瘤，目前发病机制尚不清楚。

◎ 什么是肝脏淋巴瘤？

肝脏淋巴瘤包括原发性肝脏淋巴瘤及转移性肝脏淋巴瘤，前者是指发生于肝脏内淋巴组织的一种特殊类型的淋巴瘤，它是肝脏少见的一种恶性肿瘤，约占肝脏所有恶性肿瘤的 0.1%；后者是指肝脏以外的淋巴瘤转移到肝脏而形成的恶性肿瘤。

◎ 原发性肝脏淋巴瘤的发病和哪些因素有关？

确切的发病原因及发病机理尚不清楚。但它和乙肝病毒、丙肝病毒的感染有较强的相关性，即大部分原发性肝脏淋巴瘤同时患有慢性乙肝或丙肝。因此，推测肝脏淋巴瘤是由于长期慢性乙肝、丙肝病毒的感染导致肝脏反复发生炎症反应，最终导致肝脏内的淋巴组织发生癌变。

◎ 原发性肝脏淋巴瘤有哪些症状？

多表现为肝脏多个肿块，少数可为单个肿块，患者的肝脏常常肿大，早期可能无明显自觉症状，但随着病情进展、加重会逐渐出现发热、肝区疼痛、上腹部肿块、乏力、食欲不振、皮肤巩膜发黄、肝脏功能异常且保肝治疗效果差等症状。

◎ 原发性肝脏淋巴瘤可以预防吗？

原发性肝脏淋巴瘤的发病原因及机理尚不清楚，因此，尚无有效的预防肝脏淋巴瘤发生的方法。但如上所述，肝脏淋巴瘤常和慢性乙肝及丙肝并存，它们之间可能存在一定的因果关系，因此，减少乙肝、丙肝的发生，或许可以在一定程度上减少肝脏淋巴瘤的发生。此外，慢性乙肝及丙肝的患者需要定时针对肝脏做肿瘤的体检，一般半年检查一次，以早期发现，早期治疗。

◎ 何为肝脏淋巴瘤高危人群？

肝脏淋巴瘤的高危人群是指患肝脏淋巴瘤的几率大于普通人群的一类人。其中包括：①慢性乙肝、丙肝患者；②免疫功能异常的患者。这类人群需要定期针对肝脏肿瘤进行筛查，即每半年做一次肝脏的 B 超检查，了解肝脏的病变情况。

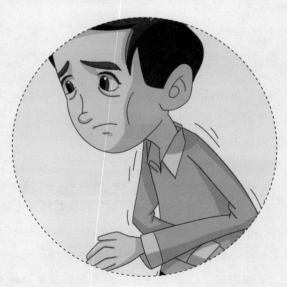

肝脏淋巴瘤的诊断和治疗

由于肝脏淋巴瘤患者早期多无症状，而且该病的发生率不高，容易被患者和医生忽视，早期诊断主要在于医患共同重视。

◎ 肝脏淋巴瘤有哪些检查方法?

	检查项目	目的
血生化检查	血碱性磷酸酶、乳酸脱氢酶、谷氨酰转肽酶检查	与疾病预后相关
影像学检查	上腹部 B 超、CT、磁共振、PET-CT	了解肝脏肿瘤的部位、大小、个数及肝脏周围器官的转移情况
骨髓检查	——	了解骨髓侵犯情况
肝脏肿瘤活检	——	是病理确诊及分型的唯一方法

◎ 如何早期诊断肝脏淋巴瘤?

肝脏淋巴瘤发病率较低，这导致无论是医生还是患者对该疾病的警惕性都不高，都容易忽视它或将其误诊为原发性肝癌。

早期诊断该疾病需注意以下几点：

● 出现不明原因的发热、肝区疼痛、上腹部肿块、乏力、食欲不振等症状，特别是持续发热，抗感染治疗无效的相关患者；

● 慢性乙肝、丙肝患者；

● 当影像学检查发现肝脏肿瘤的影像学特征不

符合常见肝癌的影像学表现的患者。这几类患者都需要警惕患肝脏淋巴瘤的可能，需要定期体检或进行进一步的检查来确定病情。

◉ 如何治疗肝脏淋巴瘤？

化疗是治疗转移性肝脏淋巴瘤的主要手段。需要根据肿瘤的大小、个数及是否伴有肝脏周围的转移来决定治疗方案，一般单个肝脏的原发性淋巴瘤首选手术切除，术后可以辅以化疗。如肝脏肿瘤多个且分布不均，以化疗为主。具体化疗方案由医生根据患者的具体情况确定。

◉ 原发性肝脏淋巴瘤切除后会复发吗？

原发性肝脏淋巴瘤为肝脏恶性肿瘤，具有侵犯性、易转移等特征，手术切除后仍然具有转移、复发的可能。因此，对于手术切除的患者最好在术后辅以相应的化疗，以减少复发的几率。如果在化疗期间出现复发，则需要调整化疗方案。

◉ 肝脏淋巴瘤可以靶向药物治疗吗？

靶向药物是作用于肿瘤细胞关键代谢途径的一类药物，当肿瘤细胞的一个或多个关键代谢途径被阻断或抑制，肿瘤细胞就会失去进一步生长、繁殖的功能。近年来，化疗联合靶向药物治疗明显提高了淋巴瘤的治愈率或控制率。特别是对于常规化疗无效或耐药的淋巴瘤，加用靶向药物治疗仍然可以取得较好的疗效。

◎ 肝脏淋巴瘤化疗需要做几个疗程?

淋巴瘤是以化疗为主的恶性肿瘤,大部分淋巴瘤经过规范化疗是可以治愈或得到长期缓解的。对于某一类型淋巴瘤治疗,一般需要5～7个疗程化疗,每一疗程结束后在行第二疗程化疗前需要进行疗效评估,如有效则继续沿用原来的方案,否则,需调整化疗方案。

◎ 化疗期间可以服用中药治疗吗?

由于化疗药物的副作用,接受化疗的患者会出现恶心、呕吐、厌食等症状。中药可以改善患者的消化功能、增加食欲、减轻化疗副作用,故化疗期间辅以中药治疗,可以增加患者对化疗的耐受性,提高化疗的疗效。

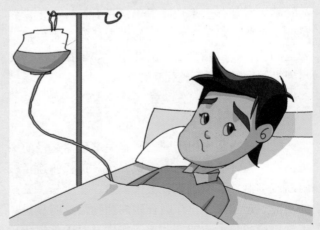

◎ 合并乙肝的肝脏淋巴瘤患者化疗期间需要抗病毒治疗吗?

原发性肝脏淋巴瘤患者大部分合并慢性乙肝,化疗在一定程度上会损害肝脏功能,降低人体的免疫功能，促使乙肝病情加重。因此，合并乙肝的肝脏淋巴瘤患者在化疗前一周就应该进行抗乙肝病毒治疗，以免化疗导致乙肝病情加重。

◎ 肝脏淋巴瘤患者的心理康复有哪些？

肝脏淋巴瘤患者与其他恶性肿瘤患者一样，存在着恐癌、焦虑、忧虑心理，这些不良心理会影像患者的食欲、睡眠、免疫功能。因此，患者亲人、医务人员应该多给予患者心理疏导、解压，帮助患者建立战胜疾病的信念，积极配合医生的治疗。此外，患者在查找、阅读有关医学知识时，应该多了解正确的知识，保持积极乐观的心态。

◎ 肝脏淋巴瘤患者的饮食康复有哪些？

肝脏淋巴瘤患者在手术后、化疗期间的消化功能较差、食欲低，营养状态较差，因此，宜少吃多餐，不要饱食，多食用富含维生素、蛋白质的食物。康复期间，患者也可服用一些帮助消化的药物及中药来调理胃肠道功能。

◎ 肝脏淋巴瘤患者的随访管理有哪些？

肝脏淋巴瘤为恶性肿瘤，无论采取何种治疗，都有复发转移的可能。因此，必须按照医嘱定期主动随访，以及时了解疾病的变化，一旦发现问题应该遵照医嘱进行合理的治疗。

认识肝脏母细胞瘤

不要以为肝脏肿瘤是成人好发的疾病，有一些肝脏肿瘤多见于婴幼儿和儿童，这就是肝脏母细胞瘤。

◎ 什么是肝母细胞瘤？

肝母细胞瘤是发生于婴幼儿肝脏的恶性胚胎瘤。该肿瘤中 90% 的病例发生于 3 岁以下婴幼儿，成年人罕见发病，男性多于女性，是婴幼儿最常见的肝脏性肿瘤。该肿瘤病情进展快，程度高，易于发生肝脏外及淋巴结的转移，确诊后如不及时治疗，平均生存时间约 5 个月。

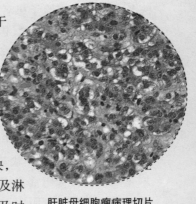

肝脏母细胞瘤病理切片

◎ 肝母细胞瘤的发生和哪些因素有关？

肝母细胞瘤的确切发病原因尚不明确。有报道称该疾病和患者胎儿时期的酒精中毒（母亲怀孕期间饮酒）、母亲服用避孕药物及胚胎时期的部分基因突变有关。成年人患病是由存在于肝脏的胚胎组织细胞癌变所致。

◎ 肝母细胞瘤有哪些症状？

肝母细胞瘤早期可以无任何症状。当肿瘤长大后患者可出现厌食、发育延迟、消瘦、上腹部包块等症状。很少出现皮肤巩膜发黄、腹痛等症状。男性患者可以出现性早熟，表现为生殖器增大、皮肤变黑及长胡须。

◉ 如何预防肝母细胞瘤的发生？

肝母细胞瘤的真正发病原因不明，但为了减少该疾病的发生，根据目前已知的和肝母细胞瘤发生相关的因素，母亲备孕及怀孕期间不要饮酒，避免使用避孕药物，尽量少接触可能致癌的化学毒物，保持良好心态，多进食富含维生素的蔬菜、水果，多进食有益于防癌、抗癌的食物。

◉ 肝母细胞瘤和肝癌有什么区别？

肝母细胞瘤和肝癌均是发生于肝脏的恶性肿瘤，它们的区别见下表。

肝母细胞瘤	肝癌
主要发生于 3 岁以下的婴幼儿，成年人很少见	主要发生于成年人，很少发生于小孩
一般不伴有慢性肝病（如乙肝、丙肝及肝硬化），肝病恶性程度高	一般伴有慢性肝病
病情进展较快	病情发展相对缓慢
肿瘤多为单个，常发生于右侧肝脏	——
血 AFP 100% 升高	血 AFP 只有部分患者升高，部分正常

肝脏母细胞瘤的临床诊治

肝脏母细胞瘤的恶性程度很高，一旦确诊，
应尽早开始手术治疗，不要拖延。术后加
强随访，以防复发。

◎ 肝母细胞瘤有哪些检查方法？

肝脏母细胞瘤临床常用的检查方法有：

● 血肿瘤标志物检查

血 AFP 100% 升高且 AFP 可高于 10 万 ng/ml；
血 CA19–9、CEA 大多正常。

● 影像学检查

肝脏 B 超、CT、磁共振、PET–CT、SPE–CT 检
查等。

◎ 如何早期诊断肝母细胞瘤？

肝母细胞瘤早期缺乏特征性症状，早期诊断非
常困难。但只要患儿父母提高对该疾病的认识及警
惕性，早期诊断该疾病是完全可能的。一般当婴幼
儿出现不明原因的消瘦、食欲下降、生长延迟症状，
就要及时到医院就诊，在医生的指导下进行针对肝
脏的检查。如果婴幼儿出现上腹部肿块，特别是右
侧上腹部肿块，十有八九是患有该疾病，更加应该
及时就诊，以便早期发现、早期治疗。定期体检或
进行进一步的检查来确定病情。

◎ 肝母细胞瘤有哪些治疗方法？

手术切除肝脏的肿瘤是肝母细胞瘤的首选治疗

方法，大多数肝母细胞瘤为单个肿块，边界清楚，有完整包膜，手术切除机会较大。对于肝脏有多个肿瘤且左右侧肝脏均有肿块，手术无法完整切除肿瘤，可以先行化疗、放疗、免疫治疗，待肿瘤缩小后再考虑选择时机进行手术切除治疗。

◎ 哪些肝母细胞瘤适合手术？

手术切除肝母细胞瘤需符合以下条件：

- 单个的肝脏肿瘤，多个肝脏肿瘤但位于同一侧肝脏内；
- 切除肿瘤后剩余的正常肝脏组织的体积至少要大于整个肝脏体积的 80% 以上；
- 无肝脏外的转移，无不可切除的肝脏周围淋巴结的转移；
- 患者全身重要器官，如心、肺、肾脏功能好，凝血功能正常，能够承受手术。

◎ 肝母细胞瘤的患儿可以进行肝脏移植治疗吗？

一般肝母细胞瘤不需要行肝脏移植治疗。因为肝母细胞瘤大多为单个巨大肿瘤，边界清楚，有完整包膜，常无合并慢性肝病如乙肝、丙肝、肝硬化等，且婴幼儿肝脏再生能力较强，肝脏肿瘤切除术后剩余的肝脏组织在 6 个月左右就会生长大到原来的大小，手术切除率高，效果较好。

对于不适合手术切除的肝母细胞瘤也符合肝脏移植治疗的条件的患者，也可考虑行肝移植术。

◎ 哪些肝脏母细胞瘤需要行化疗?

化疗作为肝母细胞瘤的辅助治疗方法适合于以下情况:

- 手术前的辅助化疗，即因为肝脏肿瘤巨大，直接切除肿瘤后剩余的正常肝脏组织太少，手术前先行化疗，待肿瘤缩小后再选择时机手术;
- 术后辅助化疗，即手术中发现除了主肿块外，剩余的肝脏内还残留有较小的肿瘤病灶，手术后化疗可能消灭手术残留的肿瘤;
- 肝脏肿瘤伴远处器官转移，完整切除肝脏肿瘤后，术后辅助化疗以消灭远处转移的肿瘤。

◎ 哪些肝脏母细胞瘤需要放疗?

放疗是肝母细胞瘤的辅助治疗方法之一。主要适合于以下情况:

- 手术前的辅助放疗，即因为肿瘤巨大，不能直接切除肿瘤，术前需放疗或联合化疗，待肿瘤缩小后再行手术切除;
- 术后肝脏残留病灶的放疗;
- 肝脏肿瘤伴有远处转移，但转移病灶数在3个以内，在肝脏肿瘤切除后行肝外转移病灶的放疗，可以控制远处转移肿瘤的生长;
- 肝脏肿瘤多发，无法手术切除，可以选择放疗或联合化疗，以达到姑息治疗的目的，延长患者的生存期，减轻痛苦。

什么是 ^{125}I 粒子植入治疗？

    ^{125}I 粒子是一种放射性粒子，它可以持续释放射线，作用于癌细胞，抑制癌细胞的生长，最终杀灭癌细胞。^{125}I 粒子释放的射线的作用范围小于 2cm，有效作用时间达 56 天，因此，将这种放射性粒子在 B 超、CT 引导定位下，按照一定的方法植入肿瘤瘤体内，可以达到杀灭癌细胞的治疗作用，对周围器官、组织基本没有影响，副作用非常小。

哪些肝脏母细胞瘤可以采用 ^{125}I 粒子植入治疗？

    肝母细胞瘤以下情况适合 ^{125}I 粒子植入治疗：

- 手术后肝脏内复发，复发肿瘤在 3 个以内，肿瘤直径在 5cm 以下；

- 肝脏肿瘤切除后肝外转移肿瘤的辅助治疗，但要求转移肿瘤的个数在 3 个以内，肿瘤直径最好在 5cm 以下；

- 肝脏周围转移的淋巴结肿瘤的治疗。

肝脏母细胞瘤手术后复发怎么办？

    肝母细胞瘤是一种恶性程度非常高的肿瘤，经手术治疗后约有 1/3 的患者可以得到治愈，但有 2/3 的患者术后可能复发及转移。对于术后复发及转移的患者可以采取以下治疗方法：

- 肝脏单个较小的复发肿瘤可以采取再次手术切除、消融治疗或放疗；

- 肝脏多个复发肿瘤如肿瘤个数在 3 个以内，可以采取多次分别消融治疗，如多于 3 个肿瘤则采取化疗或肝脏肿瘤介入治疗；

- 肝脏外的单个转移肿瘤可以采取手术切除、放疗、^{125}I粒子植入治疗；
- 对于全身多处广泛转移的患者可以采取化疗、免疫治疗及中药治疗。

◎ 如何减少肝脏母细胞瘤的术后复发及转移？

肝母细胞瘤具有较强的侵袭、转移能力，手术切除肝脏肿瘤后复发机会较大，防止复发转移的措施有：

- 手术当中，手术医生必须严格遵守无瘤操作技术规范，尽量采取措施避免因为手术导致的所谓医源性转移，如手术当中尽量要完整切除肿瘤，切忌将肿瘤弄破，肿瘤切除后用蒸馏水冲洗、浸泡手术区域，切除肿瘤后进行非肿瘤切除性操作时，必须更换手套、手术器械；
- 手术康复后辅助化疗、免疫治疗、中药治疗，以尽可能消灭可能残留的癌细胞，提高患者的免疫功能，减少肿瘤术后的复发。

◎ 肝脏母细胞瘤的随访管理有哪些？

如上所述，肝母细胞瘤恶性程度较高，术后易于复发及转移，因此，患者父母及医生必须保持警惕，严格执行术后随访复查制度。

一般要求术后半年内每月复查，半年后如无复发及转移情况，可以变更为每2～3个月随访复查一次。

复查的主要内容包括血 AFP 检测、腹部 B 超、CT、胸部 X 片检查，脑部磁共振检查及全身骨扫描。

◎ 肝脏母细胞瘤的饮食调理有哪些？

肝母细胞瘤患儿术后、化疗或放疗后，消化功能较差、胃口不好，营养状态往往较差，故需要增加营养，合理膳食，均衡饮食，少吃多餐，不宜食用高脂肪食物，多食用富含高蛋白、维生素及抗癌食物，以改善患者营养状态，增强免疫功能，减少复发，提高疗效。

肿瘤防治科普丛书

肝胆胰肿瘤

61

认识肝血管瘤

肝血管瘤是一种良性肿瘤，通常不会
对患者的生命构成威胁，一般在体检
时进行肝脏超声检查时意外发现。

◎ 什么是肝血管瘤？

肝血管瘤是发生于肝脏内血管组织细胞的一种
良性肿瘤，它是肝脏内最常见的良性肿瘤。任何年龄
的男女均可发生，且女性发病多于男性，可发生于肝
脏的任何部位，多为单个，少数为肝内多个肿瘤。

◎ 肝血管瘤是怎么形成的？

肝血管瘤确切的发病原因及机理尚不清楚，可
能与以下因素有关：

- 不良情绪，如长期生活在愤怒、紧张、忧虑及恐
  惧等的情绪下是导致肝血管瘤的主要原因之一；
- 不良饮食习惯如喜好吸烟、饮酒、辛辣食物及油
  腻食物等；
- 服用避孕药物、青春期性激素水平增多可以刺激
  肝血管瘤的形成，促进其生长；
- 先天性肝脏内血管发育异常，导致肝内血管异常
  增生而形成血管瘤；
- 肝小血管感染导致血管壁组织细胞异常增生而形
  成血管瘤。

◎ 肝血管瘤会长大吗？

肝脏血管瘤为良性肿瘤。良性肿瘤的主要特征
是无限制的长大，但不会侵及肿瘤周边组织，不会
转移到其他器官。肝血管瘤会慢慢长大，增长速度

因人而异，一年内可以长大 2cm 或更大。肝血管瘤有些只有几毫米，有些可达几十厘米，笔者见到的最大肝血瘤约 30cm。

◎ 肝血管瘤会癌变吗？

一般认为肝血管瘤不会发生癌变，但可无限长大。目前，医学上尚未见肝血管瘤发生癌变的病例。

◎ 肝血管瘤会发生破裂出血吗？

肝血管瘤破裂出血是一种非常严重的病症。只是发生的几率非常小。肝血管破裂出血常发生于以下情况：①肿瘤位于肝脏的表面，短期内瘤体生长过快；②肝血管瘤患者怀孕期间易于发生破裂出血，因为怀孕期间女性激素水平较高，刺激瘤体不断长大，加之怀孕期间腹腔内的压力较高，增大的子宫挤压肝脏及肿瘤而导致肿瘤破裂出血；③外伤，肝脏表面的血管瘤在外伤时易于发生破裂出血。

◎ 肝血管瘤有哪些症状？

肝血管瘤大多数无症状，多在体检或因为其他疾病检查时意外发现。一般直径小于 5cm 的肝血管瘤常无任何不适，而直径大于 5cm 的肝血管瘤患者可以出现肝区或上腹部胀痛、厌食、消化不良等症状，少数巨大的肝血管瘤可出现上腹部肿块。

◎ 如何预防肝血管瘤发生？

如上所述，肝血管瘤的发生有一定的相关因素，避免这些因素，可以在一定程度上减少其发生的几率，如保持良好心态、戒烟、戒酒、少吃辛辣油腻食物及尽量避免服用避孕药物等。

肝血管瘤的临床诊治

肝血管瘤早期多无症状，易于被忽视。早期诊断的方法
包括定期体检、对于有上腹部不适、胀痛症状的患者及
时行肝脏 B 超检查。

◎ 肝血管瘤有哪些检查方法？

肝脏血管瘤的临床常用检查方法有：

血肿瘤标志物检查	血 AFP、CEA 及 CA19-9 检测均正常	
影像学检查	肝脏 B 超	基本可以明确肿瘤的部位、大小、分布及性质
	术前 CT	对评估手术可行性、手术方案及风险至关重要

◎ 如何早期诊断肝血管瘤？

肝血管瘤早期多无症状，易于被忽视。早期诊断的方法包括定期体检、对于有上腹部不适、胀痛症状的患者及时行肝脏 B 超检查。检查中如发现肝脏内有可疑病变则需要行进一步肝脏超声造影或增强 CT 检查以确定病变的性质。

◎ 肝血管瘤有哪些治疗方法？

手术治疗是唯一治愈肝血管瘤的方法。对于不符合手术条件或不愿意接收手术治疗的患者可以采用介入治疗、放疗、消融治疗及中药治疗。

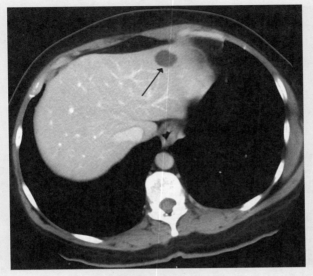

CT 下的肝脏血管瘤（箭头所示）

◎ 肝血管瘤有哪些手术治疗方式？

　　肝血管瘤的手术方式有肝血管瘤剥除术、肝段切除、半肝切除、肝血管瘤缝扎术及肝脏移植治疗。具体采取何种手术方式由医生根据肿瘤的大小、数量、分布情况、患者的肝功能情况等选择。但大部分肝血管瘤可以采取剥除术治愈，即沿着血管瘤和正常肝组织的边界切除血管瘤。

◎ 哪些情况适合肝移植治疗？

　　肝移植治疗风险大、费用昂贵，所以肝血管瘤患者一般不选择肝移植治疗。但如肝血管瘤多发或巨大，无法实施瘤体切除或患者的肝功能差无法耐受手术切除则可考虑肝移植治疗。

◎ 肝血管瘤手术后会复发吗？

肝血管瘤为良性肿瘤，只要手术时能完整切除肿瘤，就不会复发。手术后复发见于以下几种情况：①手术切除不彻底，残留肿瘤组织；②手术时，已经有其他较小的血管瘤存在，术前及术中未发现；③手术后，在肝脏其他部位新发肿瘤。

◎ 介入治疗可以治愈肝血管瘤吗？

介入治疗即选择性肝动脉栓塞术，其主要治疗原理是堵塞供应肝血管瘤的肝动脉血管分支而使瘤体血供减少、瘤体缩小。介入中，可以同时使用一种叫做平阳霉素的药物注入血管瘤内，这种药物可以在瘤体血管内产生化学性炎症反应，使血管腔闭合、钙化。综上所述，介入治疗可以使肝血管瘤缩小、生长减缓，但不能使血管瘤消失、治愈。

◎ 哪些肝血管瘤可以采用放疗？

放疗是肝血管瘤的辅助治疗手段，不作为常规治疗方法。主要适合于：①不愿意手术的患者；②不能耐受手术的患者；③血管瘤长在肝脏的危险部位，手术风险巨大。放疗治疗血管瘤的主要原理是射线照射血管瘤后，使瘤体内血管壁组织细胞产生放射性炎症反应，血管腔闭塞、钙化。

◎ 哪些肝血管瘤适合消融治疗？

肝血管瘤经过消融治疗后，瘤体内血管壁坏死、血管腔闭合，最终发生瘤体纤维化、钙化，完全失去生长能力，是目前非手术治疗肝血管瘤的主要方法。消融治疗的适应证：①单个肿瘤直径小于5cm；

②多个肿瘤但直径小于 3cm；③直径 5 ～ 10cm 的肿瘤可以采取多次、多点消融治疗；④手术后复发肿瘤的消融治疗。

消融治疗的禁忌证：①肿瘤靠近肝内大血管、胆囊；②肝脏表面的肿瘤只能在开腹手术或腹腔镜手术时在直视下进行消融治疗，因为肝脏表面的肿瘤消融时易于发生破裂出血。

◎ 中医可以治疗肝血管瘤吗？

中医认为肝血管瘤为气血瘀积所致。中医强调保持良好情绪、心态，避免过度悲伤则气通，气通则血脉通畅，血瘀则消散。也可服用一些疏肝理气、活血化瘀的中药方剂预防或治疗肝血管瘤，具体需在中医医生的指导下进行治疗。

◎ 肝血管瘤的康复管理有哪些内容？

● 心理康复

肝血管瘤为良性肿瘤，经过手术切除、肝脏移植治疗完全可以治愈，而其他非手术治疗也可以控制肿瘤继续长大。尽管如此，仍然有部分肝血管瘤患者心存疑虑和焦虑。因此，对肝血管瘤患者需要进行心理疏导，消除不良情绪、心理，恢复心理健康。

● 饮食调理

肝血管瘤患者最好戒烟、戒酒，不宜食用辛辣、油腻食物，以减少发病的几率。对于术后的患者需增加营养，合理膳食，多食用瘦肉、鱼类、鸡肉、乳制品、豆制品、蔬菜、水果。消化功能不好的患者可以适当服用一些改善消化功能的药物或中药来进行调理。

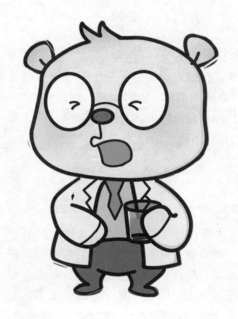

3

胆囊癌和胆管癌

胆囊有哪些生理功能?

胆囊位于右上腹部,肝脏下缘,它是人体重要的消化器官之一。

生理状态下,肝脏分泌的胆汁经过胆管运输到胆囊,在胆囊内,胆汁中大部分水分被吸收,胆汁以浓缩状态储存在胆囊内;当进食时,胆囊收缩将储存的胆汁排入胆管内,然后经过胆管下端排入肠道帮助摄入食物消化、吸收。

此外,胆囊壁组织中的淋巴组织可能产生一些免疫相关及调节胃肠功能的物质,参与人体免疫功能、消化功能的调节。

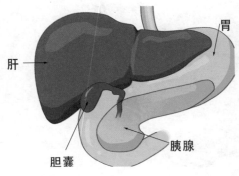

肝

胃

胰腺

胆囊

认识和预防胆囊癌

胆囊癌是发生于胆囊的恶性肿瘤，因为胆囊
和肝脏邻近，故胆囊癌常易发生肝脏部位的
侵袭和转移。

◎ 什么是胆囊癌？

胆囊癌是发生于胆囊黏膜上皮的恶性肿瘤。在
消化道恶性肿瘤中占第 5 位，胆道系统恶性肿瘤的
首位。本病多见于 50 岁以上的妇女，女与男之比为
3：1。因为胆囊和肝脏邻近，故胆囊癌常易发生肝
脏部位的侵袭和转移。

◎ 何为胆囊癌的高危因素？

胆囊癌的确切病因尚不明，但经过大量研究发
现胆囊癌主要与以下因素有关：

● 胆囊结石

约 85% 的胆囊癌患者合并胆囊结石。胆囊结石
患者患胆囊癌的风险是无胆囊结石人群的 13.7 倍，

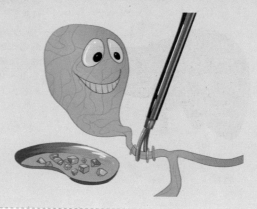

在胆囊结石患者中，单个结石直径大于 3cm 者患胆囊癌的风险是直径小于 1cm 者的 10 倍。

● 胆囊息肉

胆囊息肉和胆囊癌发生有一定相关性，胆囊息肉出现以下情况应该高度警惕，尽早手术：

①息肉直径 ≥ 10mm（约 1/4 发生恶变）；

②息肉直径 < 10mm 但合并胆囊结石、胆囊炎；

③单发息肉或无蒂息肉，且迅速增大者（6 个月增长速度 > 3mm）；

④年龄 > 50 岁的胆囊息肉患者，恶变倾向增高，需动态观察。

● 胆囊腺瘤、腺肌瘤

这两种疾病是胆囊癌的癌前病变，癌变几率可达 30%。

◎ 胆囊癌有哪些症状？

胆囊癌的症状和病期有关，一般早期胆囊癌可以无任何不适，中晚期胆囊癌可以出现右上腹部疼痛、右上腹部肿块、乏力、食欲不振、皮肤巩膜黄染及不明原因的消瘦等症状。

◎ 胆囊癌可以预防吗？

胆囊癌有明确的发病相关因素，因此，避免或消除这些相关因素就可以预防胆囊癌的发生。胆囊结石患者如果结石大于 3cm 或病程 5 年以上，胆囊壁有明显增厚表现时极易发生癌变，建议尽早切除胆囊。对于胆囊息肉大于 1cm 或生长较快的患者、胆囊腺瘤或腺肌瘤的患者也建议及时手术以免发生癌变。

胆囊癌的早期诊断

早期发现并诊断胆囊癌，进行早期治疗是改善胆囊癌预后的重要措施。遗憾的是，早期胆囊癌的症状并不典型，容易被患者忽视。

◎ 何为胆囊癌高危人群？

胆囊癌高危人群是指存在易于患胆囊癌因素的人群。主要包括：

- 胆囊结石患者；
- 胆囊息肉患者；
- 胆囊腺瘤、腺肌瘤患者；
- 有胆囊癌家族史者；
- 肥胖和糖尿病患者。

◎ 如何早期发现胆囊癌？

针对胆囊癌高危人群定期检查是早期发现胆囊癌的唯一有效方法。一般胆囊癌高危人群需要至少每半年进行一次胆囊癌的筛查。筛查方法很简单，即上腹部彩色 B 超检查、血 CA19-9、CEA 检查。如果发现胆囊壁有不均匀增厚、胆囊病变生长较快等情况时，患者必须每 2 ~ 3 个月检查一次。

◎ 意外胆囊癌是怎么回事？

意外胆囊癌是指因为胆囊良性疾病，如胆囊结石、急性胆囊炎、胆囊息肉、胆囊腺瘤等行胆囊切除术术中或术后发现的胆囊癌。意外胆囊癌往往术前无胆囊癌典型的症状、体征及影像学特征，故难以在术前确诊或被医生重视。

◎ 如何避免意外胆囊癌的漏诊？

意外胆囊癌本身常无特征性症状及体征，但常常和胆囊结石、息肉、腺瘤并存。在胆囊切除手术中，外科医生应该对可能和胆囊良性疾病并存的胆囊癌保持高度警惕，术中如发现胆囊壁不均匀增厚或胆囊壁局部较硬，应该考虑到胆囊癌变可能，对可疑组织切取送检以确定组织是否癌变。

在基层医院，常无专门的病理医生，意外胆囊癌极易漏诊，解决问题的根本办法是基层医院避免贸然对胆囊壁有明显异常增厚的胆囊良性疾病患者实施手术，应建议患者到有病理诊断条件的医院做进一步诊治。

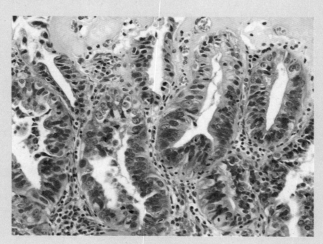

胆囊腺癌的病理切片

胆囊癌的手术治疗

手术治疗是胆囊癌的首选治疗，医生会根据患者的体质、临床情况、胆囊癌病情等综合因素制定手术方案。

◎ 胆囊癌可以治愈吗？

胆囊癌能否治愈取决于病期及治疗方式。早期胆囊癌经过手术治疗治愈机会可达 70% 以上。但中晚期胆囊癌的治愈几率明显降低，一般不到 5%。因此，早期发现、早期治疗是治愈的关键。

◎ 胆囊癌有哪些治疗方法？

与其他实体恶性肿瘤一样，手术治疗是胆囊癌首选的治疗方法，也是唯一可以治愈的治疗方法。对于符合手术条件但不愿意手术的患者及中晚期患者也可采用化疗、放疗、靶向药物及中药治疗等方法。

◎ 胆囊癌手术方式有哪些？

医学上，胆囊癌手术治疗方式大体分为两类，即根治性手术和姑息性手术。前者是指整切除胆囊及胆囊周边 1 ~ 2cm 的肝脏组织，同时切除胆囊周围区域的淋巴结及脂肪组织。通过这种手术方式，可以达到治愈胆囊癌的目的。后者是指为了减轻胆囊癌患者的疼痛、治疗胆囊癌引起的胆管堵塞而设计的手术，如胆囊及肿瘤切除、胆管—空肠吻合术、胆管内支架植入术等。

哪些胆囊癌适合根治性手术治疗?

拟进行胆囊癌根治性手术的患者必须符合以下条件:

- 胆囊肿瘤局限于胆囊局部或侵犯胆囊周围肝脏但肝脏肿瘤可以切除;
- 胆囊周围淋巴结无转移或已经转移但转移的淋巴结可以完整切除;
- 无胆囊以外远处器官的转移;
- 患者的心、肺、肝、肾脏功能及凝血功能正常。

哪些胆囊癌患者适合姑息手术治疗?

胆囊癌姑息手术治疗的主要目的是减轻患者痛苦、改善生活质量及延长患者生存时间。胆囊癌患者伴有以下情况则可考虑相应的姑息手术治疗:

- 胆囊癌伴有胆囊、肝脏以外的远处器官转移,可切除胆囊及胆囊肿瘤以减轻患者的肿瘤负担及疼痛;
- 胆囊癌侵犯胆管引起胆管堵塞,表现为皮肤巩膜发黄,这种情况可以考虑切除胆囊及肿瘤,将靠近肝脏侧正常的胆管和小肠建立新的通道以疏通胆管,减轻皮肤巩膜黄染并改善肝脏功能。

胆囊癌手术安全吗?

现代外科手术技术、术后管理水平较高,实施胆囊癌各种手术已经非常安全,因手术导致死亡的概率已经非常小,因此不必过度担心手术风险。

◎ 胆囊癌手术后有哪些并发症？

虽然胆囊癌手术治疗比较安全，但理论上仍然可能出现以下并发症：

● 术后腹腔出血

这是胆囊癌手术后严重并发症，表现为术后患者腹腔引流管内不断有血性液体流出，患者感觉腹胀、心慌、呼吸急促、全身无力，如果出现这种情况需要马上再次进行手术止血治疗。

● 胆漏

胆漏即手术引起胆管损伤或胆管——小肠接口未缝合好、未愈合好，胆管内的胆汁流入腹腔，患者表现为术后腹胀、腹痛、发热、腹腔引流管内出现黄色液体，这种情况大多保守治疗可以愈合。

● 手术相关感染

腹腔手术区域感染、腹部伤口感染等，这些情况经过抗感染、营养支持治疗大多可以愈合。

◎ 胆囊癌手术后不久腹部伤口长出肿块是怎么回事？

这种情况多为手术中胆囊癌肿块中的癌细胞脱落掉到腹部伤口上，术后癌细胞快速生长形成腹部伤口肿块。事实上这种情况非常少见。如果发生这种情况，应该尽早就医，根据具体病情采取手术切除、放疗或 ^{125}I 粒子植入治疗。

◎ 胆囊癌根治术后会复发吗？

胆囊癌与其他恶性肿瘤一样，尽管实施根治性手术治疗，但术后仍然可能复发。复发的主要原因有：

- 手术没有达到真正意义上的根治而导致肿瘤残留；

- 手术前已经存在无法发现的隐性转移病灶（医生眼睛无法看到，现代影像学检查方法无法发现的病灶，这种肿块一般小于 3mm），术后由于患者免疫功能低下，残留于身体内的肿瘤会快速长大；

- 术前已经存在于血液里的癌细胞于术后被血管运送到胆囊以外的器官，在那里生长成新的肿块即转移癌。

◎ 如何预防或减少胆囊癌术后复发？

虽然现代医学尚无法完全杜绝胆囊癌术后复发，但采取以下措施可以在一定程度上减少复发：

- 手术前，认真全面检查，了解除了胆囊肿瘤以外器官是否伴有转移；

- 术前行血液循环肿瘤细胞常规检测，对于术前血液里已经存在癌细胞的患者，术后需要行化疗、免疫治疗；

- 术中手术医生必须采取一切措施尽量杜绝因为手术导致的癌细胞扩散及转移；

- 患者术后加强营养、适当锻炼、保障足够睡眠以增强体质及免疫功能；

- 对于病期偏晚、手术根治不满意的患者，术后可以考虑化疗、免疫治疗及中药抗肿瘤治疗。

胆囊癌的非手术治疗

胆囊癌除了手术治疗外，还有非手术治疗方法。
不过，通常医生会结合你的病情，为你制定综
合的治疗方案。

◎ 胆囊癌可以化疗吗？哪些胆囊癌患者需要化疗？

胆囊癌总体对化疗不敏感，化疗效果较差。但随着医学的发展，可以通过化疗药物敏感基因检测选择使用对胆囊癌敏感的化疗药物组合进行化疗，进而提高化疗效果，减轻副作用。一般胆囊癌化疗分为以下两种情况：①胆囊癌手术后的化疗，可以提高手术疗效，减少术后复发；②中晚期胆囊癌的辅助化疗，可以控制胆囊癌的进展速度，延长生存时间，提高生存质量。

◎ 化疗后出现了副作用怎么办？

任何化疗方案均可能出现副作用，如骨髓抑制、消化道反应、肝肾功能损害等。但大多数副作用经过相应的处理可以缓解或消失，不必过于担心。在化疗期间如出现以上副作用，可以予以止吐、护肝药物及营养治疗。

◎ 胆囊癌需要放疗吗？哪些胆囊癌适合放疗？

放疗不作为胆囊癌的常规治疗，但作为胆囊癌的辅助治疗手段。以下情况的胆囊癌患者可以考虑

放疗：

- 不能手术的胆囊癌；
- 符合手术条件但不愿意手术的胆囊癌患者；
- 不符合手术条件的胆囊癌患者。

◎ 胆囊癌可以靶向治疗吗？

目前，尚无公认的针对胆囊癌有效的靶向药物。但临床上已经发现部分靶向治疗药物对胆囊癌有一定疗效，如阿帕替尼。具体可以根据靶向药物敏感基因检测结果来选择靶向药物治疗。

◎ 胆囊癌可以服用中药吗？

中药具有改善消化功能、免疫功能、减轻放化疗副作用及直接杀灭癌细胞等多种药理作用。手术后配合中药治疗，可以促进手术康复，放化疗期间中药治疗可以减轻放化疗的副作用，增加患者对放化疗的耐受性。

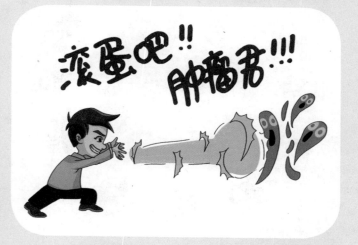

胆囊癌的康复管理

胆囊癌的康复管理一方面是随访，了解胆囊癌有
无复发，另一方面是患者经过各种治疗后，身体
的复原。通过规范管理，会让患者生活的更好！

◎ 胆囊癌手术后饮食康复有哪些内容？

胆囊是人体重要的消化器官，胆囊切除手术后，
患者消化功能减退，不宜食用高脂肪、辛辣刺激性
食物，宜食用易于消化、吸收的食物，多吃水果、
蔬菜及抗癌食物，如西红柿、洋葱、红薯、西蓝花、
香菇、猕猴桃等。

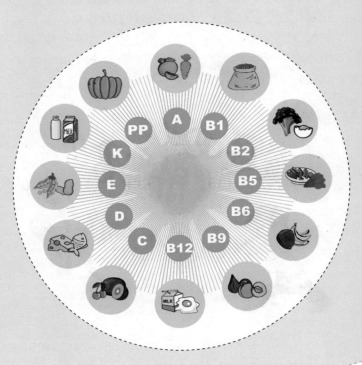

◎ 胆囊癌的心理康复有哪些内容？

　　胆囊癌患者与其他恶性肿瘤患者一样，面临病痛的威胁和压力会产生各种负面情绪。而这些负面情绪会导致精神、睡眠、营养及免疫功能障碍，不利于患者康复，增加肿瘤复发、转移的机会，最终影响疗效。因此，胆囊癌患者需要接受心理疏导、学会自我调节，保持良好心态，树立战胜癌症的信心，积极配合医生的治疗。

◎ 胆囊癌为什么需要随访？

　　胆囊癌患者无论接受过何种治疗，均应该规范随访，以及时了解治疗效果，疾病进展情况，并配合医生及时调整治疗方案，以争取更好的疗效。一般胆囊癌患者手术后需要每 2 ~ 3 个月主动随访一次；化疗、放疗后的患者应每月随访一次，进而及时了解副作用发生情况及进行疗效评估。

【医生提醒】
胆囊结石是胆囊癌高危因素，因此建议胆囊结石患者应定期复查，必要时行胆囊切除术。

认识和预防胆管癌

胆管是收集肝脏分泌的胆汁的管状器官，有一部分在肝脏内，称为肝内胆管，有一部分在肝脏外，称为肝外胆管。胆管发生的癌症称为胆管癌。

◎ 胆管有什么生理功能？

胆管是收集肝细胞生产的胆汁并将胆汁运送到胆囊及小肠的管状器官，医学上，将位于肝脏内的胆管叫做肝内胆管，位于肝脏以外的胆管叫做肝外胆管，其中，将靠近肝脏的胆管部分叫做肝门胆管，

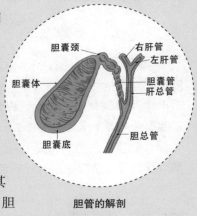

胆管的解剖

靠近小肠的胆管叫做下段胆管，位于两者之间的部分叫做中段胆管。胆管的主要生理功能是运送胆汁，调节胆内的压力。如果因为某种疾病导致胆管堵塞，肝脏产生的胆汁就不能正常进入小肠，表现为皮肤巩膜发黄、大便变为白色、腹泻、肝脏胆汁淤积及皮肤瘙痒，堵塞时间长了会导致肝脏功能严重受损。

◎ 什么是胆管癌？

医学上将发生于胆管组织细胞的恶性肿瘤称为胆管癌。根据胆管癌发生的胆管部位分为肝内胆管癌、肝门部胆管癌、胆管中段癌、胆管下段癌。肝内胆管

癌即胆管细胞型肝癌，属于肝癌的范畴；肝门部胆管癌在胆管癌中最常见，中下段胆管癌较少见。

◎ 肝门部胆管癌有什么特点？

肝门部胆管癌是胆管癌中最常见的一种类型，由于肝门部胆管直径较小，靠近肝脏，当这个部位胆管发生癌变后，较易于发生胆管堵塞，出现皮肤、巩膜黄染、全身瘙痒，所以，临床上确诊的肝门部胆管癌，大多病期较早，手术切除机会较大，预后相对较好。但也有少部分肝门胆管癌恶性程度极高，虽然发现时肿瘤较小，但已经侵犯胆管周围器官或发生肝脏及远处器官的转移。

◎ 胆管癌是什么原因引起的？

胆管癌的确切发病原因尚不清楚，研究认为可能和胆管癌的发生有关：①胆管慢性炎症。反复发生的胆管炎症、感染可能导致胆管癌变。②胆管结石。胆管结石导致胆道堵塞、感染，引起胆管癌变。③胆道寄生虫病如胆道蛔虫、血吸虫等也可能引起胆管发生癌变。④胆管囊肿。该疾病导致胆汁淤积，易于引起胆管结石、胆道感染，最终引起胆管癌变。⑤幽门螺旋杆菌感染。

◎ 肝门胆管癌可以预防吗？

胆管癌的预防措施主要是针对以上相关危险因素，若有以上情况存在，应积极处理和保持警惕，长期随访检查，以便及时发现癌变情况。此外，通过适当体力锻炼、合理膳食、保持充足睡眠、多吃蔬菜、水果，增强体质，以减少癌症发生的机会。

胆管癌的早期诊断

胆管癌的早期诊断离不开患者早期重视身体的
症状，及时到医院就诊，特别是一些原因不明
的消化系统症状，检查主要是影像学方法。

◎ 早期胆管癌有哪些症状？

胆管癌在胆管未被肿瘤完全阻塞前常无特异临床症状，不易引起重视。少部分患者可出现乏力、食欲下降、厌油腻、消化不良以及上腹胀闷不适等非特异性症状，部分患者可反复出现胆管感染、发热。随着病变的进展，可出现胆管堵塞的症状，如皮肤巩膜发黄、皮肤瘙痒等。

◎ 胆管癌主要有哪些检查方法？

血液肿瘤标志物检查	大部分胆管癌患者伴有 CA19-9、CEA 升高，少部分正常	
影像学检查	肝脏 B 超	可以发现胆管癌的大小、部位及肿瘤和周围器官的关系
	CT	
	磁共振成像（MRI）	
	经内镜逆行胰胆管造影（ERCP）	
PET-CT 检查	可以了解胆管以外其他器官是否有转移存在	

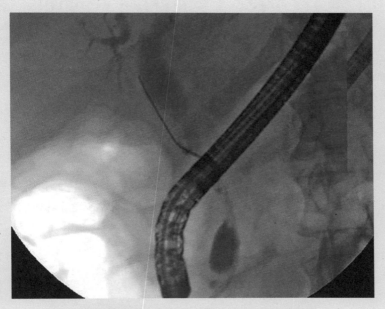

胆管癌 ERCP 图像显示胆总管狭窄和近端胆总管扩张

◎ 如何早期发现胆管癌?

　　一旦患有胆管结石、胆管囊肿、胆道寄生虫病、反复发作的胆道感染等疾病的患者出现不伴有腹痛、发热的皮肤巩膜发黄、皮肤瘙痒症状,应该保持警惕是否已经患有此病,此时,应该到专业的医院去就诊,及时检查以明确诊断。

胆管癌的治疗和康复管理

胆管癌的治疗主要是外科手术治疗，不过对于很多患者，尚需综合治疗，以期获得最佳治疗效果。胆管癌治疗后，需要进行康复管理。

◎ 胆管癌可以治愈吗?

影响胆管癌预后、疗效的因素较多，如肿瘤大小、胆管周围血管是否有侵犯、胆管周围淋巴结是否有转移、是否有远处器官转移及肿瘤本身的恶性程度高低等。一般早期胆管癌治愈率可高达50%以上，但中晚期疗效较差，因此，早期发现、早期治疗是提高疗效的关键。

◎ 胆管癌有哪些治疗方法?

目前治疗胆管癌的方法较多，但手术治疗是首选也是唯一可以治愈胆管癌的方法。对于不能手术切除或不愿意接受手术的患者可以考虑化疗、放疗、免疫治疗、生物治疗及中草药治疗。

◎ 治疗胆管癌有哪些手术方式?

胆管癌手术方式分为胆管癌根治性手术和姑息性手术，前者是以治愈胆管癌设置的手术如肝门胆管癌根治术、胰十二指肠切除术；姑息性手术是以解除胆管癌引起的胆管堵塞而设置的手术，如胆管——空肠吻合、胆管内支架植入术等。

◎ 哪些患者适合做胆管癌的根治性手术治疗呢?

胆管癌根治性手术需符合以下条件:

- 患者全身情况较好,心肺肾功能正常,凝血功能正常;
- 胆管肿瘤没有侵犯其周围的血管,没有不可切除的淋巴结转移;
- 没有肝脏及远处器官的转移。

◎ 哪些胆管癌患者需要姑息手术治疗?

姑息手术条件包括:

- 胆管肿瘤已经侵犯其周围的血管;
- 胆管周围存在融合成团的转移淋巴结;
- 肝脏或远处器官已经存在转移;
- 伴有胆管堵塞症状,如皮肤发黄、全身瘙痒等。姑息手术治疗的目的是为了减轻胆管肿瘤导致的胆管堵塞对肝脏功能及全身其他器官功能的影响,延长患者的生存时间。

◎ 放疗可以治疗胆管癌吗?

胆管癌可以放疗,放疗作为次于手术的方案,包括术前的放疗和术后的放疗,以及术后复发的放疗。随着放疗技术的提高,特别是现在的调强适形放疗、螺旋断层放疗(TOMO),具有放疗定位精准和效果佳、副反应小的优点。对于不适合手术或不愿意手术的胆管癌患者在通过解除了胆管梗阻的治疗后(经过皮肤、肝脏穿刺置放胆管内引流管、置放胆管支架）可以选择放疗。

◉ 胆管癌需要化疗吗？

化疗只能作为胆管癌的辅助治疗，化疗方案主要选择以吉西他滨和氟尿嘧啶为主的方案。也可根据化疗药物敏感基因、耐药基因监测选择化疗药物组合，以提高化疗效果。根据化疗的目的，胆管癌的化疗可以分为手术前的新辅助化疗、手术后的辅助化疗及中晚期胆管癌患者的姑息化疗。

● 手术前的新辅助化疗

为了使肿瘤缩小，使手术切除更加容易或使原来不能手术切除的肿瘤变得可以手术切除。

● 手术后的辅助化疗

为了消灭手术后可能残留的癌细胞，减少术后复发的机会。

● 中晚期胆管癌患者的姑息化疗

为了减轻患者的症状、改善生活质量及延长生存时间。

◉ 中医可以治疗胆管癌吗？

中医在胆管癌的辅助治疗中发挥着很大的作用，特别是在扶正和利胆等方面效果较好。手术后的患者通过中药辅助治疗，可以改善消化功能、提高免疫功能，促进手术康复。化疗、放疗后的患者结合中药治疗可以减轻放化疗的毒副作用，增加耐受性。

胆管癌患者如何饮食调理？

胆管癌的患者多合并胆管堵塞，肝脏功能、消化功能差，对高脂肪、高蛋白饮食耐受差，易于发生腹泻、腹胀。因此，饮食上以清淡饮食为主，忌油腻饮食，可服用改善消化功能的助消化中西药以改善消化功能。此外，肝门胆管癌患者需戒酒，因为酒精会加重肝脏功能的损害。

胆管癌患者手术后需注意什么？

胆管癌患者手术后，肝脏功能、消化功能、体能处于恢复状态，营养状态较差。因此，他们需要加强营养，并适当进行体育锻炼。但需要注意的是饮食上不宜大油大肉，并且体育锻炼不宜过度劳累，保证充足睡眠，保持良好心态，以利于体能、免疫功能恢复。此外，必须遵照医嘱，定期随访，以便及时了解肿瘤是否复发及转移。

为什么胆管癌需要定期随访？

肝门部胆管癌由于其生长部位的特殊性，很难达到真正意义上的根治，医学上所谓的肝门胆管癌根治术是相对的，手术后仍然可能有较高的复发率。因此，手术后的患者仍然需要定时进行随访，以便能早期发现可能复发或转移的病变，及时采取补救治疗。一般要求 2 年内每 3 个月复查一次，2 年以后如无复发或转移，可每半年复查一次。

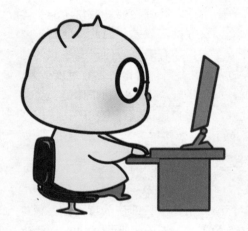

4

胰腺肿瘤

胰腺是人体重要的消化器官，它主要是合成和分泌很多的消化酶类，然后释放到肠道，促进食物消化分解，最后再由小肠吸收其中的营养物质。

胰腺也是分泌胰岛素的重要器官。胰岛素调控人体血糖的稳定，如果分泌减少，会导致糖尿病，分泌过多，会引起低血糖症。

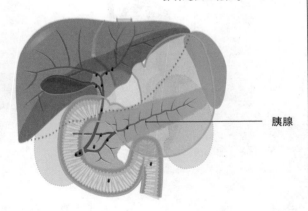

胰腺

认识和预防胰腺癌

胰腺癌是一种常见的消化系统恶性肿瘤，恶性
程度极高。近年来，胰腺癌的发病率呈明显的
上升趋势。因此，老百姓需要普及胰腺癌知识。

◉ 胰腺癌发病概况

胰腺癌是一种较为常见的消化系统恶性肿瘤，
恶性程度极高。近年来，其发病率在国内外均呈明
显的上升趋势。胰腺癌半数以上位于胰头，约90%
是起源于胰腺腺管上皮的导管腺癌。最新统计数据
显示，美国胰腺癌新发病例中，位居男性肿瘤第10
位，女性肿瘤第9位，该疾病的死亡率在恶性肿瘤
中处于第4位。据《2013年中国肿瘤登记年报》统
计，胰腺癌位列我国男性恶性肿瘤发病率的第8位，
人群恶性肿瘤死亡率的第7位。其在全球范围内均
呈快速上升趋势。

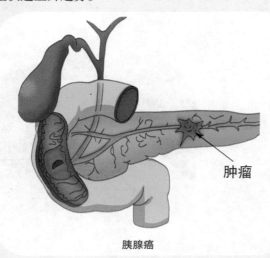

肿瘤

胰腺癌

哪些因素和胰腺癌发生相关？

胰腺癌的确切发病病因尚不十分清楚。但大量的研究发现吸烟会增加患胰腺癌的患病几率，糖尿病患者患胰腺癌的几率也高于普通人群，部分胰腺癌有家族性，即在同一家族内同一代或几代人中可以先后出现 2 个以上的胰腺癌患者。肥胖、长期饮用咖啡及慢性胰腺炎患者患胰腺癌的几率高于普通人群。

什么是胰腺癌高危人群？

胰腺癌的高危人群是指胰腺癌发生率明显高于普通人群的一类人，其中包括：

- 年龄超 40 岁中老年男性；
- 慢性胰腺炎患者；
- 有胰腺癌家族史者；
- 长期吸烟、酗酒史者；
- 肥胖、糖尿病患者。

胰腺癌会遗传吗？

胰腺癌不是遗传病，但少数胰腺癌有家族聚集性，即在家族内先后出现 2 个以上的家族成员患胰腺癌。出现家族聚集现象的原因可能是胰腺癌易感基因在家族内的遗传或具有共同的饮食生活习惯。医学研究发现有胰腺癌家族史的人群患胰腺癌的风险较没有家族史的人群高 3 ~ 13 倍。

什么是小胰癌？

小胰癌是指单个胰腺肿瘤直径小于或等于 2cm 的胰腺癌。小胰癌很少发生胰腺周围侵犯、远处器官转移，手术治疗后，治愈率较高。但这部分胰腺癌多无症状，不易于发现，大多为体检或因为腹部其他疾病检查时意外发现。

◎ 如何发现小胰癌？

小胰癌肿瘤较小，大多无特征性症状，少数可能出现上腹痛、饱胀不适、食欲不振、消瘦、乏力和皮肤巩膜黄染症状。故如有上述症状时不要掉以轻心，应及早就诊。此外，对于存在患胰腺癌高危因素的人群，应该定期做针对胰腺癌的检查，如每半年进行一次上腹部的 B 超及血 CA19–9、CEA 肿瘤标志物检查。

◎ 胰腺癌能预防吗？

胰腺癌有比较明确的发病相关因素，做到以下几方面可以减少胰腺癌的发病率：

- 戒烟、酒。研究表明，吸烟者患胰腺癌的概率是不吸烟者的 2 ~ 2.5 倍，发病年龄也提前了 10 ~ 15 年；酒为酸性物质，易导致酸性体质，

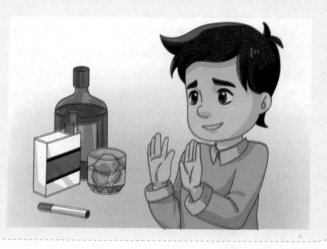

合理膳食四句话

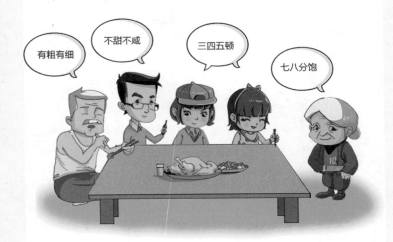

从而为癌症的发生提供条件。

● 限制高脂肪、高蛋白饮食。

● 少吃煎、炸、烤、咸、辣、烫食物。

● 多吃黄绿色蔬菜。每天食用五种蔬果的人患胰腺癌的概率较食用两种蔬果的人减少一半。

● 忌暴饮暴食。暴饮暴食是导致胰腺炎的主要原因之一，当胰腺长期处在胰腺炎状态，容易发生癌变。

● 少接触萘胺、苯胺等化学物质。长期接触这类化学物质的人罹患胰腺癌的概率会比常人高出 5 倍。

● 生活要规律。保持良好心态，充足睡眠，不要长期熬夜。

胰腺癌的早期诊断

胰腺由于位于腹部的深处，罹患疾病的早期，
通常没有啥症状或是不典型的症状，容易被患
者忽视。

◎ 早期胰腺癌有哪些症状？

　　早期胰腺癌有时不伴有任何症状，但当出现以
下症状时需警惕胰腺癌：

- 腹痛：一般为上腹部持续胀痛，可以伴有腰
  背部疼痛。
- 皮肤、巩膜发黄：胰腺头部肿瘤和胆管相邻，
  胰腺头部肿瘤易于压迫胆管，引起胆管堵塞，
  胆汁淤积，表现为皮肤巩膜发黄。
- 消化道症状：最多见的为食欲不振，其次有
  恶心、呕吐、腹泻。
- 消瘦、乏力：胰腺癌和其他癌不同，常在初
  期即有消瘦、乏力。
- 症状性糖尿病：少数患者起病的最初表现为
  糖尿病的症状。

◎ 为什么胰腺癌患者易于出现腹痛？

　　胰腺癌患者大多以腹痛症状而就诊，为什么胰
腺癌患者容易出现腹部疼痛呢？胰腺癌的这一特点
和胰腺的解剖关系及特征有关，正常情况下胰腺周
围遍布支配胰腺及周围器官的神经组织，当胰腺肿
瘤长大以后，就会压迫其周围的神经组织，引起上
腹部持续疼痛，而且这种疼痛会随着胰腺癌的不断

长大会逐渐加重。

为什么胰腺头部的胰腺癌易于引起皮肤巩膜发黄？

正常情况下，肝脏产生的胆汁是经过肝脏外的胆管输送到小肠，而胆管下段紧靠胰腺头部后方，因此，胰腺头部胰腺癌很容易压迫胰腺后方的胆管，导致胆管堵塞，胆管堵塞后，肝脏产生的胆汁就不能正常运输到小肠，而是经过肝脏逆流到血管内，胆汁成分持续、大量进入血管内后，会导致血管内胆汁成分明显升高。胆汁是黄色的液体，因此，胆

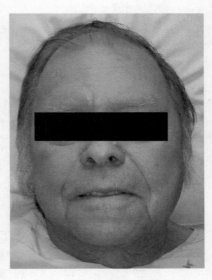

黄疸

管堵塞后，血管内过多的胆汁成分会使得全身的皮肤、眼睛的巩膜染成黄色，医学上叫皮肤巩膜黄染。

哪些人群需要做胰腺癌的定期检查？

胰腺癌大多发生于胰腺癌的高危人群中，因此，存在胰腺癌高发因素的人群应该定期做针对胰腺癌的检查。一般每半年检查一次，检查的主要方法包括上腹部B超检查、血肿瘤标志物CA19-9、CEA检查。如经过以上检查发现可疑胰腺病变，应该每月检查，直到排除或确诊为止。

胰腺癌的规范治疗

胰腺癌通常首选外科手术切除，越早治疗越好。
当然，很多患者实际上接受的是综合治疗，这
是帮助患者提高疗效的必然之举。

◎ 胰腺癌有哪些治疗方法？

　　胰腺癌的治疗方法包括手术治疗、放疗、化疗、
介入治疗、消融治疗、靶向药物治疗、免疫治疗及
中药治疗。总体治疗原则是以手术治疗为主的综合
治疗。对于符合手术条件的患者应该首选手术治疗。

◎ 哪些胰腺癌患者适合手术治疗？

　　胰腺癌的手术治疗大体分为根治性手术（胰
十二指肠切除术）、姑息性手术治疗（胰腺肿瘤切
除术、胆管—空肠吻合术、胃肠吻合术）。实施根
治性手术可能达到治愈胰腺癌的目的，但总体治愈
率较低（5%～20%）。根治性手术的条件包括胰
腺肿瘤和周围血管间隙清楚，不伴有不可切除的淋
巴结转移、远处器官转移。实施姑息性手术的主要
目的是治疗胰腺癌所致的胆管梗阻、上消化道梗阻，
延长生存期，改善生活质量。姑息性手术主要适合
于不符合根治性手术条件的患者。

◎ 影响胰腺癌手术疗效的因素有哪些？

　　影响胰腺癌手术疗效的因素主要包括：

● 病期：一般病期越早，预后越好；

● 肿瘤的恶性程度：一般肿瘤恶性程度越低，

预后越好；

- 患者的免疫功能：免疫功能越好，预后越好；
- 患者的心态：良好的心态，乐观的心情有利于手术康复，减少肿瘤术后复发转移机会。

◎ 小胰腺癌如何治疗？

小胰癌患者原则上应该选择根治性手术（胰十二指肠切除术），手术治愈机会在 20% 以上。临床研究证明，根治性手术才能治愈胰腺癌。如果患者不愿意手术或不能耐受手术可以选择放疗、介入治疗、化疗、免疫治疗及靶向药物治疗。亦可联合以上多种治疗方法，以期达到更好的疗效。

◎ 为什么胰腺癌手术后容易复发？

胰腺癌即使进行根治性手术切除治疗，术后复发率仍高达 80% ~ 95%。原因可能和以下因素有关：

- 胰腺的解剖学特征非常特殊。正常情况下，胰腺后方有紧靠它的下腔静脉，胰腺头部的左侧后方有紧靠它的肠系膜上静脉、肠系膜上动脉，胰腺后方还有较丰富的神经组织。因此，在行胰腺癌根治性切除术时，切除的范围非常有限，很难达到真正意义上的根治。
- 胰腺癌早期常无明显不适症状，不易于被发现。大部分胰腺癌是因为出现上腹部疼痛、腰背部疼痛及皮肤巩膜黄染症状而到院就诊，而当这些症状出现时，就表明胰腺癌肿块已经较大，压迫了后方的胆管及神经组织。这部分胰腺癌患者即使接受根治切除术，发生肿瘤残留的机会也较大。
- 胰腺癌大部分为发生于胰腺导管的腺癌，这种类型的癌本身恶性程度较高，易于侵犯周围器官及发生远处转移。

◎ 如何提高胰腺癌手术效果，减少手术后的复发？

迄今为止，尚无切实有效的提高胰腺癌手术效果、降低手术后复发率的方法，但以下措施可在一定程度上提高手术效果、减少复发机会：

- 医生在实施手术时，应该采取一切措施避免因为手术操作导致的胰腺癌细胞掉落到手术区域及腹部的伤口上，以免手术后形成新的肿瘤。

- 手术前进行 1 ~ 2 个疗程的胰腺癌化疗，使一部分不能切除的胰腺癌获得手术切除的机会，同时减少术后的复发。

- 术前、术后放疗。即在手术切除前实施 1 个疗程放疗或手术后对手术区域实施放疗。这可以在一定程度上提高手术疗效，降低术后复发率。

- 术后免疫、中药抗肿瘤治疗。胰腺癌患者手术前后免疫功能、消化功能低下，可以采用中西医结合方法来调节免疫功能、改善患者的体质，这样也可以减少术后复发率。

- 术中同步实施腹腔热灌注化疗。正常细胞和癌细胞对温度的敏感性、耐受性有较大差异，癌细胞在 43℃ 的温度环境下只能耐受 1 小时左右，而正常细胞在这种温度环境下几乎不受影响。在温度高的环境下抗癌药物对癌细胞的杀灭作用明显增加。术中腹腔热灌注化疗即在完成胰腺癌手术后将温度恒定在 43℃ 的含有抗癌化疗药物的液体放入腹腔保留 1 小时，以杀灭腹腔内可能残留的癌细胞，减少术后复发率。

◎ 胰腺癌如何选择介入治疗？

介入治疗是胰腺癌的姑息治疗方法之一。主要适合以下情况：

- 胰腺癌伴肝脏转移；

- 胰腺癌手术或其他治疗后出现肝转移；

- 无法切除的胰腺癌且全身化疗失败；

- 符合手术条件但不愿意接受手术者；

- 姑息手术后的患者。

◎ 放疗适合哪些胰腺癌患者？

放疗是胰腺癌的主要治疗方法之一。医学上，胰腺癌的放疗包括：

- 符合手术条件胰腺癌患者的术前放疗、术中放疗；

- 根治性手术后的补充放疗；

- 不符合手术条件的胰腺癌患者的外放疗或 ^{125}I 粒子植入短距离放疗。近年来，随着放疗设备的改进、放疗技术的提高，放疗在胰腺癌治疗中的地位不断提升，其治疗效果明显提高，副作用明显减轻。放疗联合化疗、介入治疗及靶向药物治疗可能达到更好的疗效。

◎ 胰腺癌需要化疗吗？

化疗是治疗胰腺癌的辅助治疗手段之一。与其他肿瘤相比，胰腺癌的化疗效果不能令人满意，主要有两方面原因：一方面由于该肿瘤的生物学特性，其对化疗不够敏感。另一方面胰腺癌患者常出现恶心、呕吐、厌食、体重减轻和消化不良等症状，很难耐受化疗。但随着化疗药物敏感基因、耐药基因检测的诞生，现可以根据基因检测优选敏感化疗药物组合进行化疗，预期疗效明显提高。

术前化疗：适合于符合手术条件的胰腺癌患者，目的是降低肿瘤分期，提高切除率，了解化疗敏感性。

术后化疗：目的在于减少术后复发。

姑息化疗：针对不符合手术条件的胰腺癌患者，目的是减轻症状、延长生存期、改善生活质量。

◎ 为什么化疗不能根治胰腺癌？

化疗作为胰腺癌的辅助治疗方法，不能达到根治胰腺癌的主要原因如下：

- 胰腺癌本身对化疗药物不敏感。
- 目前尚未找到对胰腺癌有效的抗癌药物。
- 抗癌药物只能杀灭处于生长活跃的癌细胞，而对处于非生长状态的癌细胞无杀灭作用。处于这种非生长状态的癌细胞叫做休眠期癌细胞，处于生长期的癌细胞叫做分裂期癌细胞。正常情况下，一个肿瘤内分裂期癌细胞和休眠期癌细胞同时存。当分裂期癌细胞被抗癌药物消灭以后，处于休眠期的癌细胞会转变成分裂期癌细胞，因此，化疗很难将全部的癌细胞消灭掉。

◎ 胰腺癌需要靶向药物治疗吗？

靶向药物能够干扰、破坏癌细胞生长、繁殖的关键代谢途径。相比于传统化疗，靶向药物表现出较低的毒性及更佳的耐受性。但目前尚无对胰腺癌有确切疗效的靶向药物，但可以根据靶向药物敏感基因检测来选择适合的靶向药物治疗，以提高疗效，减少不必要的过度、无效治疗。靶向药物治疗主要适合于不能手术或符合手术条件但不愿意手术的患者。靶向药物治疗联合放疗、化疗及介入治疗优于任何单一治疗的效果。

为什么靶向药物不能根治胰腺癌？

靶向药物是指能够干扰或阻止癌细胞关键代谢途径的一类药物。正常情况下，癌细胞的关键代谢途径有很多，而大部分靶向药物只能作用于一种途径。此外，癌细胞还有自我修复能力，当靶向药物干扰、阻断的某代谢通路时，某些癌细胞可能绕过这一路径并存活下来，就像你把一扇门关掉，它可以把它再打开或开启其他的门。这就是为什么靶向药物不能根治胰腺癌的主要原因。

胰腺癌患者需要中医治疗吗？

中医调理能纠正人体机能的某些失调，去除肿瘤的复发因素，减少转移的发生；此外，中药对健康细胞的伤害比较小。原则上，所有胰腺癌患者都适合中药治疗，但必须在手术、放疗、化疗、介入、靶向药物治疗的基础上联合中药治疗才会取得较好疗效。原则上不主张进行单一的中药治疗。

为什么胰腺癌需要综合治疗？

综合治疗是指根据胰腺癌患者的病情、病期、全身情况、患者经济情况及治疗意愿，采用先后或序贯使用手术治疗、放疗、化疗、靶向药物治疗及中药治疗等多种治疗方式，以最大限度的提高胰腺癌的治疗效果，减轻痛苦，改善生活质量及延长生存时间。事实上，胰腺癌患者除了胰腺内的肿瘤外，大部分胰腺癌患者的胰腺周围组织、血管内甚至胰腺以外的器官内已经有转移的癌细胞存在，因此，只有对胰腺癌患者实施以手术治疗为主的综合治疗才能达到相对较好的治疗效果。

胰腺癌的康复管理

胰腺癌在接受治疗后，要进行康复管理。康复管理一方面是医学随访，了解胰腺癌有无复发，另一方面是在医护人员指导下，恢复身体健康。

◉ 胰腺癌患者如何饮食调理？

胰腺是人体主要消化器官之一，蛋白质、脂肪等食物必须依赖胰腺分泌的胰液才能消化吸收，因此，胰腺癌患者常伴有消化不良，饮食上需要注意以下几个方面：

- 饮食应多样化，切勿偏食。主食可食用面条、粥、面包类，菜肴可食用瘦肉、动物肝脏、鱼、鹅、鸭、蛋、豆制品、蔬菜、蘑菇、紫菜类；忌食肥腻和燥热刺激食物，如油炸狗肉、五香羊肉、鸡肉、烧炙食物，忌烈酒、辣椒、烟等。

- 宜食富含各种维生素的食物。如莴苣、萝卜、番茄、白菜、南瓜、豌豆、豆芽等蔬菜及海藻、海带、海龟、海蜇、海参、乌贼等海货和瓜果；忌食咸鱼、熏制肉、咸菜、泡菜、臭豆腐等烧焦、发霉、熏制食品。

- 宜食用柔软、易消化食物，忌食大饼、油条、油饼、炸花生、炸牛排等粗糙食物，宜少吃多餐，忌暴食。

- 很多胰腺癌患者为术后尽快恢复体力，经常吃些人参、甲鱼等补品。专家提醒说，进补须适量，胰腺癌切除术后不能吃过多的营养品和补品。但是为了减少复发，可以服用人参、红参或者红参的提取物。

胰腺癌患者的心理康复有哪些内容？

胰腺癌患者多伴有心理恐惧、忧郁、失望等不良心理状况，消极的心理状态会影响患者的睡眠、营养及免疫功能。应该从以下几方面帮助患者树立战胜癌症的信心：

- 医护人员应该耐心疏导、鼓励患者树立信心；
- 化疗方案决定后，由主管护士耐心细致地向患者及家属宣教，消除患者因知识缺乏引起的焦虑、恐惧心理；
- 鼓励患者之间相互交流，特别是让新发胰腺癌患者多与已经治愈或接受治疗后疗效较好的患者交流；
- 帮助患者取得家庭和社会的支持，减轻心理障碍；
- 让患者学会自我心态调节，适当锻炼，多参加社会活动，增强自我价值感，分散注意力。

胰腺癌患者为何需要定期随访？

无论病期早晚，无论接受何种治疗，胰腺癌患者总体疗效较差，复发、转移几率较大，定期随访是了解、评估疗效，及时调整治疗方案，改进疗效的最好的方法。应为新发现的胰腺癌患者建立完整的病案和相关资料档案，在治疗后定期随访并进行相应检查。治疗后 2 年内应每 3 个月随访一次、2 年后应每 6 个月随访一次。

认识胰腺囊腺癌

胰腺囊腺瘤是一种少见的胰腺肿瘤，但是恶性
程度较低，经过手术切除后，大多能够治愈。
并非所有的癌症都意味着生命的终结。

◎ 什么是胰腺囊腺癌？

胰腺囊腺癌是胰腺少见的恶性肿瘤，占胰腺恶
性肿瘤的 1% 左右，大多由胰腺囊腺瘤癌变而来，
恶性程度较低，男女均可发病，经过手术切除后大
多可治愈。

◎ 什么是胰腺囊腺瘤？它和囊腺癌有什么关系？

胰腺囊腺瘤是发生于胰腺的一种囊状良性肿瘤，
其肿瘤内为液体，包以厚薄不一的囊壁，患者常表
现有腹痛、腹胀及上腹部肿块等症状，该疾病病程
较长，经手术切除后患者可长期生存。胰腺囊腺癌
大多为胰腺囊腺瘤恶变而来，表现为原有腹痛、腹
胀加重，原有的腹部肿块快速长大。

◎ 胰腺囊腺癌可以预防吗？

客观讲，胰腺囊腺癌确切的发病原因不明。由
于该疾病发病率较低，对其发病相关因素知之甚少。
因此，无法谈及如何预防该疾病的发生。

◎ 胰腺囊腺癌有哪些症状？

胰腺囊腺癌早期由于肿块较小，故肿瘤对患者

的影响较小，常无自觉不适。部分患者由原来存在的胰腺囊腺瘤癌变发展而来，表现为原有来的腹痛、腹胀症状加重，腹部可触及的肿块突然快速长大，部分患者可以表现为消瘦、厌食。有部分患者一开始就医的主要症状就是上腹部出现肿块并伴有局部疼痛，餐后饱胀。

◎ 胰腺囊腺癌有哪些检查方法？

胰腺囊腺癌常用的检查方法包括：血液、囊肿内液体的肿瘤标志物检查和上腹部影像学检查。

	检查项目	目的
肿瘤标志物检查	血液肿瘤标志物 CEA、CA19-9 常升高	——
	囊肿内囊液的 CA15-3、CA72-4 升高	
上腹部影像学检查	腹部 B 超、上腹部 CT、磁共振等	了解肿瘤大小、位置、肿瘤和其周围器官的关系，并以此评价手术切除的可行性

◎ 如何依据影像学检查鉴别胰腺癌囊腺癌和囊腺瘤？

	胰腺癌囊腺癌	囊腺瘤
不同	囊壁厚薄不均匀。常可见由囊壁向囊腔内凸起的大小不一的肿块	囊肿壁厚薄均匀
相同	均为囊性肿块，肿块内多只有一个囊腔，囊壁均可见钙化斑点	

◎ 如何早期诊断胰腺囊腺癌？

　　如上所说，胰腺囊腺癌早期可以无自觉不适，因此早期诊断很困难。由于大部分胰腺囊腺癌是由胰腺囊腺瘤演变而来，故对于已经确诊为患有胰腺囊腺瘤的患者应该及时手术，否则必须定期到医院随访来监测囊腺瘤是否已经发生癌变，以便早期发现、早期治疗。

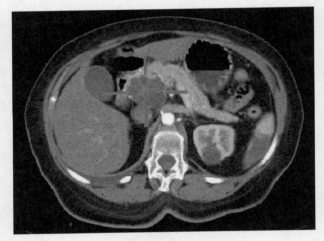

CT 下的胰腺囊腺癌

◎ 胰腺囊腺癌如何治疗？

　　胰腺囊腺癌是一种低度恶性的肿瘤，对化疗、放疗均不敏感。因此，一旦确诊，手术切除是其唯一治愈的方法。对于已经确诊的胰腺囊腺癌应该争取及时手术切除，部分患者其肿块看似和周围器官的关系密切，手术中分离困难，实际上，大多数该肿瘤经过仔细剥离是可以将其与周围密切联系器官分离开并完整切除的。

胰腺囊腺癌有哪些手术方式?

根据肿瘤所在胰腺部位的不同，所采取的手术方式也各异。位于胰腺头部的肿瘤必须实施胰十二指肠切除，这种手术是腹部最为复杂的手术；位于胰腺体尾部的肿瘤可以采取胰腺体尾部切除，部分患者可能需联合脾脏的切除，这是因为胰腺囊腺癌确诊时往往肿瘤体积较大，常和脾脏的血管关系密切，难以彼此分开。

胰腺囊腺癌术后会复发、转移吗?

胰腺囊腺癌虽然是一种低度恶性肿瘤，但它仍然具有向周围侵犯及远处转移的特性，部分患者在手术时，可能已经发生周围及远处的隐性转移，即癌细胞已经转移到胰腺以外的器官或血液里，只是用普通影像学检查及肉眼看不到而已。这种隐性的转移病灶即是手术后复发的主要原因。此外，由于胰腺周围解剖关系的复杂性，手术时很难做到真正意义上的根治性切除。

已经发生远处转移的胰腺囊腺癌还能手术治疗吗?

临床上有部分胰腺囊腺癌患者在确诊时已经发生肝、肺等转移，但只要转移的肿瘤能够完整切除，仍然可以实施胰腺囊腺癌的切除，并获得治愈机会。

如何减少手术后的转移及复发呢?

●首先，手术医生应尽量采取一切可行的措施以最大限度地避免因为手术造成的肿瘤残留、腹腔洒落和种植转移。

- 其次，在分离肿瘤时尽量小心，分剥肿瘤、接触过肿瘤的器械尽量不要再用来分离正常部位的组织等。

- 最后，可实施术中腹腔热灌注化疗来杀灭可能残留于腹腔的癌细胞。手术康复后，可通过中药、免疫治疗来增强患者的抵抗力，改善抗肿瘤的免疫功能。

◎ 胰腺囊腺瘤的心理康复有哪些？

与其他恶性肿瘤患者一样，胰腺囊腺癌患者对未来的治疗、康复和生活常抱有消极的悲观情绪，这些负面的心理和情绪会严重影响患者的康复及治疗效果。因此，无论是医务人员还是亲人都应该多给癌症患者以安慰、宽容和鼓励，帮助他们树立战胜癌症的信心。实际上，一部分癌症患者的死亡不是由于癌症本身，而是由于其过度恐癌的心理。因此，心理疏导是治愈癌症的重要措施。

◎ 胰腺囊腺癌患者术后可以继续工作、劳动吗？

回答是肯定的。

手术康复后，如果体力、心态恢复好了，可以适当进行社会活动、劳动及工作，这样可以分散患者的注意力，消除不良心理和情绪，进而有利于癌症本身的长远康复。

不过，患者应该注意术后身体的恢复，规律作息，尽量不要熬夜。

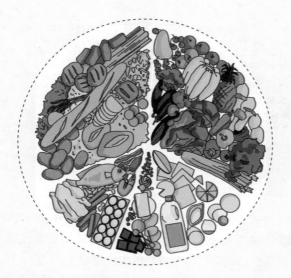

◎ 胰腺囊腺癌患者饮食需要注意什么?

胰腺是人体重要的消化器官,因胰腺囊腺癌患者手术切除了一部分正常胰腺组织,术后其消化功能大多不如常人,表现为对高脂肪、高蛋白的食物不适应,常会出现腹泻、腹胀症状。因此,术后患者需要避免摄入过多高脂肪、高蛋白食物,少吃多餐,服用一些能够改善消化功能的益生菌、助消化的药物。此外,可以多食用一些诸如番茄、洋葱、香菇、红薯、苹果、西蓝花等抗癌食物。

◎ 胰腺囊腺癌患者术后如何随访?

胰腺囊腺癌恶性程度低,经过手术治疗治愈率较高,但仍然存在术后复发、转移的风险,切不可掉以轻心。必须遵照医生的建议定期复查。一般术后半年内,每月复查一次,半年后如无复发、转移可以每3~6个月复查一次。如在复查间隔期间有任何不适,应该及时到医院就诊。

111

认识和预防胰腺淋巴瘤

胰腺淋巴瘤包括原发于胰腺的淋巴瘤和其他部位的淋巴瘤转移至胰腺，无论哪种，都是非常少见的胰腺恶性肿瘤。

◎ 什么是淋巴瘤?

免疫系统起着清除体内衰老细胞、细菌、病毒和异物等外来入侵物质，它是由分布于全身的淋巴结、连接淋巴结的淋巴管及血液的免疫细胞组成。医学上，把发生于该系统淋巴结的恶性肿瘤统称为恶性淋巴瘤。它是一类较常见的恶性肿瘤，经过系统的化疗、放疗有较好的治愈率或长期缓解率。

◎ 什么是胰腺淋巴瘤?

胰腺淋巴瘤包括其他部位的淋巴瘤转移侵犯至胰腺的淋巴瘤及原发于胰腺的淋巴瘤两种。

原发于胰腺的淋巴瘤是由胰腺或胰腺周围的淋巴组织癌变而来，它是非常少见的发生于胰腺的恶性肿瘤。与常见的胰腺癌不同的是该肿瘤患者经过手术、化疗及放疗可以治愈或获得长期生存。男女均可患病，多发生于成年人。由于该疾病缺少特征性症状，临床上容易有错诊、误诊的发生。

◎ 胰腺淋巴瘤有哪些症状?

原发性胰腺淋巴瘤常表现为上腹部不适、腹胀、腹痛、消瘦、乏力，早期也可无任何不适。转移性胰腺淋巴瘤除了其原发病的症状外，还可伴有原发性胰腺淋巴瘤的症状。

◎ 哪些原因可以导致胰腺淋巴瘤发生？

胰腺淋巴瘤的确切发病原因不明。可能和以下因素有关：

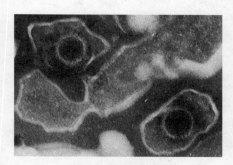

电子显微镜下的 EB 病毒

- EB 病毒等病毒感染；
- 发生于淋巴结的自身免疫性炎症反应最终导致淋巴结癌变，自身免疫性炎症反应就好比人体的免疫系统把自身的淋巴结当成"异物"进行攻击而导致淋巴结局部发生炎症反应；
- 遗传因素，部分淋巴瘤与患者家族内的淋巴瘤易感基因有关，具有该基因的家族其内部可能有多个成员发病。

◎ 胰腺淋巴瘤有哪些类型？

胰腺淋巴瘤根据其起源的淋巴细胞不同，可以分为 T 细胞淋巴瘤、B 细胞淋巴瘤，这两类淋巴瘤每一类还分为许多亚型，每一种亚型的恶性特征存在较大差异，因此其治疗方案及疗效也有较大差别。

◎ 胰腺淋巴瘤可以预防吗？

如上所述，淋巴瘤的确切发病原因及发病机制不明，医学上尚无有效预防淋巴瘤发生的方法。

胰腺淋巴瘤的诊治和康复

胰腺淋巴瘤尽管是一种恶性肿瘤，但是经过规范治疗后，患者可以长期生存，实际相当于一种慢性疾病，因此要有挑战并战胜疾病的信心！

◎ 胰腺淋巴瘤有哪些检查方法？

	检查项目	目的
影像学检查	腹部 B 超	明确肿瘤的大小、位置、数量、胰腺以外器官的转移情况
	CT	
	核磁共振	
	全身 PET–CT	
上腹部影像学检查	胃镜下超声定位穿刺活检	病理确诊及分类
	B 超、CT 引导下经过腹腔穿刺活检	

◎ 如何早期诊断？

首先，对于已经确诊的胰腺外淋巴瘤患者应该考虑到胰腺转移的可能，需进行常规胰腺的影像学检查。

其次，对于存在上腹部不适、腹胀、腹痛、消瘦等症状的患者应该检查胰腺是否存在和淋巴瘤相类似的肿块；如发现胰腺肿块的影像学特点不符合常见的胰腺癌表现时应该行活检做进一步病理确诊。

◎ 胰腺淋巴瘤有哪些治疗方法?

胰腺淋巴瘤常用的治疗方法包括化疗、放疗、手术治疗、靶向药物治疗及中药治疗。需根据患者的具体病期、肿瘤类型选择不同的治疗方案。除非转移性淋巴瘤患者出现胆管压迫导致胆管梗阻需要手术解除胆管梗阻,一般选择化疗、放疗、靶向治疗及中药辅助治疗等非手术治疗方案;对于原发性胰腺淋巴瘤益选用手术治疗联合术后化疗、放疗及中药辅助治疗为首选治疗方案,如患者不能耐受或不愿意手术也可以采取化疗、放疗靶向药物及中药辅助治疗的方案。

◎ 胰腺淋巴瘤手术治疗方式有哪些?

胰腺淋巴瘤手术治疗方式分为两种情况:①解除胰腺淋巴瘤所致的胆管堵塞的姑息手术,如胆管—小肠吻合术、置放胆道支架术、经皮胆管穿刺置放胆管引流管外引流术(即在胆管内置放一根引流管将胆管内的胆汁引流到体外);②切除胰腺淋巴瘤及周围转移的淋巴结的手术,如胰腺肿瘤局部切除、胰十二指肠切除术。

◎ 胰腺淋巴瘤术后会复发吗?

胰腺淋巴瘤患者手术后均可能复发。因此,术后需要进行规范的化疗、放疗,对于化疗耐药的患者还需要辅以靶向药物治疗,以减少术后复发率,增加远期治愈率。

◎ 胰腺淋巴瘤化疗需要做几个疗程?

胰腺淋巴瘤患者一般需要化疗 5 ~ 7 个疗程,

每月一个疗程。具体化疗方案应由医生根据患者的具体病情选择实施，若1～3个疗程后病情无缓解则需要更换化疗方案。

◎ 胰腺淋巴瘤化疗有哪些副作用？

化疗常见的副作用包括消化道反应、骨髓抑制、肝肾功能损害及毛发脱落等。消化道反应常见的表现为恶心、呕吐、厌食、闷油；骨髓抑制表现为血液中的白细胞、血小板及红细胞减少。如果出现以上副作用，应由医生视情况予以相应处理。大多数情况下副作用症状是可以缓解的，无需过于恐惧。

◎ 胰腺淋巴瘤如何选择放疗？

放疗是治疗淋巴瘤的主要方法之一，患者一般只需做一个疗程的放疗。通常在实施5～7个疗程化疗后再进行一次胰腺区域的放疗以增加治愈的机会，减少复发率。由于普通放疗副作用大，患者的耐受性较差，宜选择精准的放疗方案，以期获得更好的治疗效果。

◎ 放疗有副作用吗？

现代放疗设备先进，放疗技术精准，放疗效果好，因此其副作用较少。常见的精准放疗副作用为消化道反应，表现为恶心、呕吐、厌食。经过对症治疗后，这些症状很容易控制和缓解。放疗的骨髓抑制反应较轻，如发生，予以对症处理就能很快控制。

◎ 哪些胰腺淋巴瘤需要靶向药物治疗？

淋巴瘤分类、治疗方案、变异情况非常复杂，难以用简短的描述阐述清楚，为避免增加患者的经济负担，需遵循一基本原则，即如果患者能够用常规治疗方案获得治愈或很好缓解则无需进行靶向药物治疗。具体的治疗方案应由医生视患者病情来综合确定。

◎ 胰腺淋巴瘤的心理康复有哪些内容？

虽然胰腺淋巴瘤的治愈率或长期控制率较高，但作为恶性肿瘤患者总会担心预后、治疗副作用、治疗费用等，患病期间易于因为上述原因出现忧虑、焦虑、恐惧等不良心理，作为医生、患者的亲人应该采取合适方法做好心理疏导，建立患者战胜疾病的信心，点燃生的希望。

◎ 胰腺淋巴瘤的饮食管理有哪些内容？

胰腺淋巴瘤术后、化疗和放疗期间，患者的消化功能和食欲较差，宜食用易于消化和吸收的流质或半流质食物，多食用蔬菜、水果等富含维生素食物，不宜食用高脂肪食物。可以服用一些帮助消化的药物。若患者进食量不足，出现营养不良的情况时，可通过静脉滴注的方式补充营养。

◎ 胰腺淋巴瘤患者如何随访？

虽然胰腺淋巴瘤的治愈率较高，但仍然存在复发的风险，切不可掉以轻心。进行随访时需遵循定期、主动、规范的原则。完成整个治疗后，一般需要每2～3个月复查一次，以及时了解是否复发、转移。如发现可疑复发肿块，则需每月进行复查。

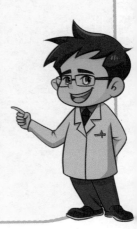

认识胰岛细胞瘤

正常胰腺组织内有一种能生产胰岛素的细胞，医学上称作为 β 细胞。发生于 β 细胞的肿瘤叫做胰岛细胞瘤。胰岛细胞瘤通常是一种良性肿瘤。

◎ 什么是胰岛细胞瘤？

正常胰腺组织内有一种能生产胰岛素的细胞，医学上称作为 β 细胞。发生于 β 细胞的肿瘤叫做胰岛细胞瘤。胰岛细胞瘤大多为良性，部分可以癌变转化为恶性肿瘤。该肿瘤发病高峰年龄为 40 ~ 50 岁，男女均可

胰岛细胞瘤

患病，好发部位依次为胰腺体尾部、体部及头部。其中大部分为单个肿瘤，肿瘤直径常小于 2cm，少数患者为多个肿瘤，病程往往较长，平均确诊时间为 3 年。由于该疾病少见，患者及医生的警惕性均不高，易于误诊为其他疾病。

◎ 胰岛细胞瘤的发生和哪些因素有关？

目前，医学上尚不清楚胰岛细胞瘤的确切发病原因及机制。

◎ 胰岛细胞瘤有哪些症状？

胰岛细胞瘤的主要症状是发作性低血糖反应，

即在早餐或中晚餐后突然发生全身出汗、头晕、心慌、四肢无力等反应，严重时可突然昏迷不醒，跌倒在地。这种症状可以从一年内出现 1 ~ 2 次，慢慢发展到 1 天内发生 1 ~ 2 次。症状在口服糖类食物如葡萄糖后可立即缓解或消失。随着病情的发展，患者可以伴有精神症状，易于误诊为癫痫、精神疾病。

◎ 胰岛细胞瘤可以预防吗？

目前尚无有效的预防措施。

◎ 胰岛细胞瘤有哪些检查方法？

	检查项目	目的
血糖检查	在出现低血糖症状时血糖往往低于 2.5mmol/L	是该疾病的特征性表现
影像学检查	上腹部 B 超、CT、核磁共振、胃镜超声、腹腔镜下超声检查等	确定肿瘤的部位、大小、个数

◎ 如何早期诊断胰岛细胞瘤？

早期诊断最重要的是患者及医生必须提高对胰岛细胞瘤临床症状特点的认识。当患者出现发作性低血糖反应时，应该高度怀疑本病，认真、细致的多种影像学检查，以确定胰腺内是否有肿瘤存在。

◎ 胰岛细胞瘤有哪些治疗方法？

手术切除是根治胰岛细胞瘤的首选方法。如果患者全身情况差、高龄或合并严重心血管疾病不能耐受手术或不愿意手术的患者可以采用放疗、化学药物治疗，这样也能控制低血糖症状的发生。

◎ 手术治疗的方法有哪些?

胰岛细胞瘤手术治疗的方式有胰十二指肠切除术（适合发生于胰腺头部的恶性胰岛细胞瘤）、胰腺局部切除及肿瘤剥除术。手术治疗成功的关键在于肿瘤的位置、大小和个数的准确确定。肿瘤往往较小，有时在手术前已经通过某种影像学检查发现、确定了肿瘤大小及部位，但在手术中却可能摸不到肿瘤在哪里。此时，只有借用术中 B 超认真、细致的对照术前检查结果反复在胰腺内寻找。手术时必须切除明确的肿瘤及可疑的肿瘤，否则，残留的肿瘤将导致手术治疗的失败。

◎ 如何防止手术治疗失败?

胰岛细胞瘤患者实施手术治疗后低血糖症状仍然存在，再次检查发现胰腺内还有残留的肿瘤存在，这种情况即宣告手术治疗失败。防止这种手术治疗失败的主要方法包括：

- 医生在实施手术前必须结合多种影像学检查确定肿瘤的部位、大小及数目；
- 手术中借用 B 超对照术前影像学检查的结果，反复确认肿瘤的部位、大小及个数，并根据术前、术中检查的结果切除肿瘤；
- 对可疑肿瘤部位的胰腺组织必须一并切除。

◎ 手术治疗失败怎么办?

胰岛细胞瘤手术治疗失败的原因包括第一次手术时未完整切除肿瘤、残留无法辨认的较小的肿瘤及术后新发肿瘤。对于这类患者可以采取再次手术、放疗或药物控制胰岛细胞瘤生产胰岛素以减轻症状。

◎ 放疗可以治愈胰岛细胞瘤吗？

由于传统放疗副作用大，定位不准确，局部照射剂量较小，故效果差，更谈不上根治效果。但随着放疗设备的发展、放疗技术的提高，使得放疗精确定位下的足量照射成为可能。因此，对于不能耐受手术或不愿意手术的胰岛细胞瘤患者可以考虑进行放疗，理论上也可以达到较好的控制症状的作用，至于是否能够根治有待进一步研究证实。

◎ 哪些药物可以治疗胰岛细胞瘤？

手术切除是能够治愈胰岛细胞瘤的唯一方法。但对于不能耐受手术或不愿意手术的患者可以采用氟尿嘧啶、生长抑素、二氮嗪等药物控制低血糖症状，具体用法必须遵照医嘱。

◎ 胰岛细胞瘤的康复管理有哪些？

● 心理康复

胰岛细胞瘤患者在反复发生低血糖症状后，会出现心理恐惧、记忆力下降、反应能力减低以及精神症状。因此，患者亲人及医务人员必须重视对患者心理疏导治疗，帮助患者建立战胜疾病的信心。

● 饮食康复

胰岛细胞瘤患者在没有治愈前，会发生无法预测的、反复发作的低血糖反应，其发作无明确诱发因素，和饮食也无明确关系。这种患者必须身上佩带高糖食物，一旦发生，自己或旁边的人协助患者立即服用高糖食物，如在医院，可以立即服用高渗透葡萄糖溶液或静脉注射高渗葡萄糖注射液来控制低血糖反应。

认识胰腺实性假乳头状瘤

胰腺实性假乳头状瘤是一种由胰腺外分泌组织细胞癌
变而来的少见的低度恶性肿瘤，大多发生于青年女性，
预后通常较好。

◉ 什么是胰腺实性假乳头状瘤？

　　胰腺是人体重要消化腺体，它由外分泌和内分
泌两种功能细胞组成。内分泌细胞主要生产胰岛素
及胰高血糖素,这两种物质主要参与人体血糖的调节;
外分泌细胞主要生产胰液，胰液中含有多种帮助消
化的物质，即胰脂肪酶、胰淀粉酶及胰蛋白酶等。

　　胰腺实性假乳头状瘤是一种由胰腺外分泌组织
细胞癌变而来的少见的低度恶性肿瘤，大多发生于
青年女性，发病年龄约 25 岁，少见于小孩及老年人。
肿瘤常局限于胰腺内生长，很少发生远处转移及周
围侵犯，瘤体内多为囊性，囊壁组织常可见钙化灶。

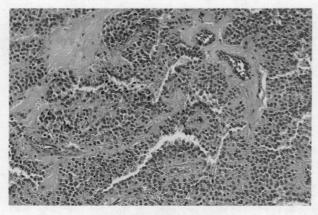

胰腺实体假乳头瘤的病理切片

◎ 胰腺实性假乳头状瘤的发生和哪些因
素有关?

　　胰腺实性假乳头状瘤是由胰腺的外分泌组织细
胞癌变而来,但导致其癌变的因素尚不清楚,可能
与相关的组织细胞基因发生突变有关。

◎ 胰腺实性假乳头状瘤和胰腺癌有什么
区别?

胰腺癌	胰腺实性假乳头状瘤
多发生于中老年人	主要发生于年轻女性
恶性程度高	低度恶性肿瘤
侵袭、转移能力强,发生胰腺外侵犯及转移的几率较高	肿瘤多局限于胰腺内生长,很少发生周围侵犯及远处转移
手术切除率低,预后非常差	手术切除率高,预后良好

◎ 胰腺实性假乳头状瘤有哪些症状?

　　该疾病早期常无明显症状,少数患者可以表现
为不明原因的上腹部不适、消瘦、贫血。肿瘤长大后,
可以表现为上腹部胀痛、腰背部胀痛、上腹部肿块
等症状。

◎ 胰腺实性假乳头状瘤可以预防吗?

　　该疾病至今无明确相关发病因素存在,因此无
法预防该疾病的发生。

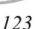

◎ 胰腺实性假乳头状瘤常见的检查方法有哪些？

	检查项目	目的
胰腺影像学检查	上腹部 B 超、CT、磁共振	——
胰腺肿瘤活检术	在 B 超、CT 引导下穿刺活检，或在内镜超声下活检术	病理确诊的有效方法

◎ 如何早期诊断胰腺实性假乳头状瘤？

该疾病发病率低，患者及医生的认识往往较少，不易于引起重视，容易误诊。早期发现、确诊该疾病的方法有：

● 加强健教宣传，提高人们特别是年轻女性对该疾病的认识；

● 年轻女性出现上腹部不适、疼痛、不明原因的消瘦、上腹部肿块等症状时应及时到有胰腺专科的医院就诊；

● 对于已经有以上症状的患者如影像学检查发现胰腺内囊实性肿块，囊壁有钙化斑块，而血肿瘤标志物 CA19-9、CEA 正常，应考虑行肿瘤穿刺活检以病理确诊；

● 有经济条件的年轻女性可以每年做一次针对胰腺肿瘤的健康检查，检查的方法以 B 超检查为好。

◎ 胰腺实性假乳头状瘤有哪些治疗方法？

该疾病为低度恶性肿瘤，肿瘤常局限于胰腺内，边界清楚，很少转移及侵犯胰腺周围器官，手术切除是其唯一治愈的方法。化疗、放疗对本病基本无效。

◎ 胰腺实性假乳头状瘤有哪些手术方式？

根据胰腺实性假乳头状瘤的部位、大小分别采取不同的手术治疗方式。如肿瘤位于胰腺头部则行胰十二指肠根治性切除术；如肿瘤位于胰腺体部、尾部，可以采取胰腺体部、尾部局部切除术。位于胰腺尾部的肿瘤如瘤体巨大且后方的脾脏血管关系紧密，可以联合脾脏切除。有条件的医院可以在腹腔镜下完成以上手术，腹腔镜手术创伤小，对患者的生理功能干扰较小，术后恢复快，疗效与开腹手术相当。

◎ 如何减少胰腺实性假乳头状瘤术后局部复发？

胰腺实性假乳头状瘤虽然恶性程度较低，但如因手术切除不彻底而导致肿瘤残留，术后也会复发。因此，在手术中，手术医生必须做到完整切除肿瘤，同时切除距离肿瘤左、右侧边界至少 1cm 的正常胰腺组织，最好在术中进行胰腺断端的快速冰冻切片检查（一种快速的病理诊断方法）以确定胰腺断面是否有无肿瘤细胞，如胰腺断面有肿瘤细胞残留，则需要扩大切除范围。此外，医生在术中必须遵循无瘤操作技术规范（即术中采取一切措施以避免因为手术导致的肿瘤播散）。

◎ 胰腺实性假乳头状瘤术后复发怎么办？

该疾病恶性程度低，即使术后复发也多为原手术区域的局部复发，表现为单一肿块。对于这种情况，仍然可以再次行手术切除。化疗、放疗对复发的肿瘤基本无效。

◎ **胰腺实性假乳头状瘤的手术治疗效果如何？**

该疾病恶性程度低，肿瘤边界清楚，一般无远处转移及胰腺周围侵犯，只要手术彻底，治愈机会非常高，很少复发，远期预后较好。

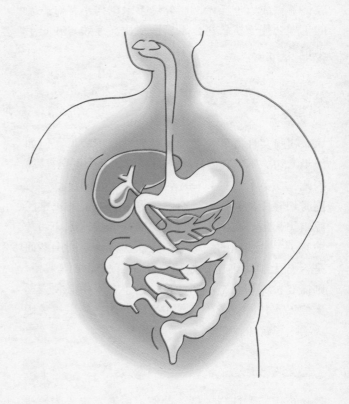

胰腺实性假乳头状瘤康复管理有哪些内容？

● 心理康复

虽然该病为低度恶性肿瘤，手术切除率高，手术治疗效果好，但仍有些患者认为患了癌症就没希望了，心存恐惧，久而久之便会产生焦虑、忧虑的情绪，吃不下，睡不着，这种不良心理会严重影响免疫功能，有利于肿瘤的复发及转移。因此，医务人员必须做好患者的心理疏导工作，尽量解除患者心理疑虑，鼓励患者和同类已经治愈的患者建立关系，多交流，以增加战胜肿瘤的信心，消除不良情绪。

● 饮食调养

胰腺手术后患者的消化功能、营养状态较差，免疫功能低下，术后需要合理膳食，不宜食用高脂肪食物，宜食用高蛋白、富含维生素的食物。可以进食一些抗癌食物如西蓝花、洋葱、香菇、番茄、大蒜等。饮食宜少次多餐，不要饱食。如消化不好，可以服用增加消化功能的药物如胰腺酶片、多酶片、益生菌等药物来改善消化功能。

● 随访管理

随访管理是治疗肿瘤的一个重要环节。虽然恶性肿瘤无论采取何种治疗方法，都有复发及转移的可能，但肿瘤转移复发不可怕，只要能早期、及时发现，大多可以采取措施有效的控制复发转移的肿瘤。因此，考虑该疾病恶性程度低，术后随访可以为每3 ~ 6个月一次，随访复查的主要方法是上腹部的B超或CT检查，经济条件较好的患者可以行全身系统检查，以便遗漏罕见发生的远处转移肿瘤。

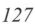

认识原发性脾淋巴瘤

原发性脾淋巴瘤是指发生于脾脏淋巴组织细胞的一种恶性肿瘤。该疾病非常少见，一般不伴有脾脏外淋巴器官受累，男女均可发病。

◎ 脾脏有哪些功能？

脾脏位于左侧上腹部，在婴幼儿时期，脾脏具有造血功能，成年后，这种功能逐步退化。脾脏内储备有较多的血液，所以，医学上又将脾脏称为储血库，当人体遭遇失血时，脾脏内储备的血液就进入血管内，以保证足够的循环血液。此外，脾脏内含有丰富的淋巴组织，是人体较大的淋巴器官，当血液流经脾脏时，对人体有害的细菌、病毒、异物及衰老的红细胞、血小板会被脾脏的淋巴组织细胞所清除，起到血液过滤的作用。脾脏内的淋巴细胞还可以产生免疫物质参与人体针对细菌、病毒、癌细胞的免疫反应，保证人体免受外来的侵犯。

◎ 什么是原发性脾淋巴瘤？

原发性脾淋巴瘤是指发生于脾脏淋巴组织细胞的一种恶性肿瘤。该疾病非常少见，一般不伴有脾脏外淋巴器官受累，男女均可发病，肿瘤可为单个，也可多个。由于该疾病少见，易于被患者及医生忽视。

◎ 哪些因素和脾淋巴瘤的发生有关？

脾淋巴瘤的具体病因尚不清楚。但医学上发现大部分脾脏淋巴瘤患者合并丙型肝炎，因此，推测丙肝病毒感染可能是脾淋巴瘤的主要病因。环境污染、长期接触化学致癌物质也可能和其发生有关。

如何预防脾淋巴瘤的发生？

如上所述，脾淋巴瘤的发生可能与丙肝病毒的感染密切相关，减少丙肝病毒感染能在一定程度上减少脾淋巴瘤的发生。丙肝病毒感染是一种经血液传播传染病，该病的发病率有逐年增多的趋势，主要通过吸毒、不洁性行为、非法采供血等途径传播。因此，戒毒、使用安全套、杜绝非法血液制品的使用等可以通过减少丙肝病毒感染来降低脾淋巴瘤发病率。

脾淋巴瘤有哪些症状？

脾淋巴瘤发病比较隐蔽，早期无特殊症状。随着病情的发展及加重，逐渐出现左上腹部胀痛、乏力、消瘦、发热及左上腹部肿块等症状。

脾淋巴瘤有哪些类型？

脾淋巴瘤根据其发生的淋巴细胞类型不同，医学上大致分为 T 细胞型和 B 细胞型。前者是指起源于 T 淋巴细胞的淋巴瘤，后者是指起源于 B 淋巴细胞的淋巴瘤。T 淋巴细胞瘤和 B 淋巴细胞瘤又分为几种亚型。每种亚型的治疗方法、效果及预后不同。

脾淋巴瘤有哪些检查方法？

脾淋巴瘤检查包括影像学检查及脾肿瘤活检术。前者主要包括脾脏 B 超、CT、核磁共振、PET-CT，检查的目的是明确脾脏肿瘤大小、个数、影像学特征。虽然根据影像学检查的特征结合症状可以部分确诊，但最终需依靠脾脏肿瘤活检或手术后病理检查才能确诊该疾病。

◎ 如何早期诊断脾淋巴瘤？

脾淋巴瘤缺乏特征性症状，由于发病率低，医生或患者缺乏认识，易于被忽视或误诊。为了提高该疾病的早期诊断率，首先需加强对其科普宣传，提高人们对该疾病的认识和警惕性。

此外，当患者出现不明原因的发热、左上腹部胀痛、消瘦等症状时，应该高度怀疑该疾病，及时到医院就诊。当影像学检查无法确诊时，可以进一步行脾肿瘤穿刺活检，以通过病理结果来确诊。

◎ 脾淋巴瘤有哪些治疗方法？

以手术为主的综合治疗是脾淋巴瘤的治疗原则，即符合手术条件的患者应该首选手术治疗，手术后根据肿瘤类型选择相应的化疗方案化疗，化疗结束后再对脾脏区域行一疗程放疗。对于脾脏肿瘤已经侵犯脾脏周围器官，可以先行化疗、放疗，待脾脏周围的肿瘤缩小或消失后再择期行脾切除术，术后继续化疗 5 ~ 7 个疗程。

◎ 脾淋巴瘤有哪些手术治疗方式？

根据脾肿瘤的具体情况，可以选择单一的脾切除术、联合胰腺体尾部切除的脾切除术、联合部分结肠切除的脾切除术等。前者适用于脾脏肿瘤未侵犯周围器官的脾淋巴瘤的治疗，后两者适用于脾肿瘤已经侵犯胰腺尾部或横结肠左半部脾淋巴瘤的治疗。

◎ 脾淋巴瘤手术治疗后会复发吗?

脾淋巴瘤为淋巴系统的恶性肿瘤。虽然肿瘤在脾脏,但癌细胞很可能已经向周围或远处转移,只是影像学检查发现不了而已,手术只能切除脾脏及周围可能侵犯的器官,无法达到真正意义上的根治,因此,脾淋巴瘤术后仍然可能复发及转移。

◎ 脾淋巴瘤如何选择化疗?

脾淋巴瘤的分类、分型非常复杂,每一种类型对化疗方案、化疗药物的敏感性不同,因此,医生需根据具体的病理诊断类型选择相应的化疗方案。当化疗进行 1 ~ 2 个疗程后,需评价疗效,如有效,需继续进行 4 ~ 5 个疗程,直到肿瘤及症状完全消失为止。如无效,则需更换其他化疗方案进一步化疗。

◎ 为什么化疗后还需放疗?

在脾淋巴瘤内,只有一部分淋巴瘤细胞处于生长繁殖期,化疗药物只对这一部分处于生长繁殖期的淋巴瘤细胞有效,当这一部分癌细胞被杀死后,处于休眠期(不具有生长繁殖的淋巴瘤细胞)的淋巴瘤细胞可以转化为生长繁殖期的淋巴瘤细胞,因此,即使完成 5 ~ 7 个疗程化疗,仍然会有一部分淋巴瘤细胞存活。故在化疗结束后必须再进行放疗才有可能消灭全部的淋巴瘤细胞。

◎ 中药可以治疗脾淋巴瘤吗?

中药无法治愈脾淋巴瘤,但中药可以减轻放疗、化疗的副作用,促进患者术后康复。因此,手术后、放化疗期间使用中药治疗可以起到辅助治疗作用。

◎ 脾淋巴瘤可以靶向治疗吗？

近年来，靶向药物在淋巴瘤的治疗上已经取得长足进步。对于通过常规放化疗治疗效果不好或无效的脾淋巴瘤可以联合靶向药物治疗以期获得较好的疗效。但靶向药物费用昂贵，一般不作为常规使用。

◎ 脾淋巴瘤的康复管理有哪些内容？

● 心理康复管理

脾淋巴瘤患者与其他恶性肿瘤患者一样，恐癌心理、焦虑、忧郁心理普遍存在，这些不良心理会严重影响治疗效果。因此，在开始治疗前，必须做好患者的心理疏导治疗，采取一切办法调整患者的心态，树立战胜癌症的信心，正确面对癌症。在临床工作中，我们经常可见一些癌症患者其实肿瘤已经被控制，但患者因为不良心理而日渐消瘦，最后走向死亡。

● 饮食调理

脾淋巴瘤患者手术后、放化疗期间的消化功能差，营养状态差，需要改善消化功能，增加营养。在治疗期间，宜食用高蛋白、富含维生素食物，如多吃动物瘦肉、鱼类、豆制品、蔬菜及水果。少次多餐，忌饱食及油腻食物。可以服用一些有助于改善消化功能、调理气血的中药。

● 随访管理

脾淋巴瘤为恶性肿瘤，无论采取何种治疗，均存在复发及转移的可能。肿瘤复发、转移并不可怕，早期发现、早期治疗仍可能很好的控制病情。因此，我们主张患者按照医嘱规范随访以便于及时、早期发现问题，早期开展治疗。